JN121526

保健科教育 改訂第4版

家田　重晴 編著

株式会社 杏林書院

編 者

家田　重晴　中京大学スポーツ科学部

執筆者

家田　重晴　中京大学スポーツ科学部（1～3章，5章，6章1～4節，5節1項，2項，7章1節，3～5節）

後藤　晃伸　愛知県スポーツ局スポーツ課（3章3節，7章2節）

柿山　哲治　福岡大学スポーツ科学部（4章，8章3節，11章2節，12章）

小磯　　透　中京大学スポーツ科学部（6章5節3項，8章5，6節）

大林　直美　名古屋大学教育学部附属中・高等学校（6章5節3項，8章5，6節）

大澤　　功　愛知学院大学心身科学部（8章1節）

中野　貴博　名古屋学院大学スポーツ健康学部（8章2節）

加藤　真裕　南医療生活協同組合
CO・OP コープフィットネスクラブ wish（8章4節）

大窄　貴史　岐阜聖徳学園大学教育学部（9章1節）

近藤　　卓　日本ウエルネススポーツ大学スポーツプロモーション学部（9章2節）

高見　京太　法政大学スポーツ健康学部（9章3，4節）

渡邉　正樹　東京学芸大学教育学部（9章5節，10章1節）

新井　猛浩　山形大学地域教育文化学部（10章2，3節）

後藤ひとみ　愛知教育大学（11章1節）

（執筆項目順）

改訂第 4 版への序文

本書の初版は，「保健科教育法」のテキストおよび学生の自習用等として1993 年に出版したものである．初版では，初学者が無理なく必要最低限の知識や技術を得られるように内容を構成した．

1998 年・1999 年の学習指導要領改訂では，「総合的な学習の時間」の新設や「保健」の小学校 3, 4 年生への導入など, 新しい制度が生まれた．また「保健」に，健康保持増進のための新しい考え方を取り入れ，現代の健康問題への対応を図るなど, かなり大幅な変更が加えられた. さらに, 養護教諭の保健学習の担当や，学校栄養職員等の学校保健関係職員，地域の専門家等の健康教育への参加が実現することとなり，前述の「総合的な学習の時間」の導入などと合わせて，「学校健康教育」という，教育活動全体を通しての健康教育の重要性が一層高まってきた．そのため，2000 年に新しい動きに合わせて，いくつかの章を大幅に書き改めるなどの改訂を行った．

その後の 10 年間に社会が大きく変化したが，学校教育においてもそれは例外ではなかった．まず，「学校のヘルスプロモーション」の一環として，学校敷地内禁煙が全国に広がっていった. 次に,「食育」を中心とする「学校健康教育」の一層の推進のために，2005 年 4 月に「栄養教諭」の制度が開始された．また，2007 年 3 月に教員養成教育の改善・充実を図るため，教員養成に特化した「教職大学院」の制度が創設された．さらに 2010 年度入学生からは, 教職課程の「教職に関する科目」に，教科等の指導力に関する事項も扱う「教職実践演習」が加えられることになった．

改訂版の出版から 10 年が経過し，また，小中学校・高等学校の学習指導要領が各々2008 年と 2009 年に告示されたことを機に，教育現場の変化や教員養成教育に求められる方向性に対応して 2010 年に改訂第 3 版を発行した．そこでは，これまでの内容を大幅に精選した上で必要な内容を追加するとともに，後半部分で新たに保健教育の各論に関わる内容を扱うこととし，そのために初めて専門の先生方に分担執筆を依頼した．各論部分は，個々の題材について保健授業の実施方法を検討する際に，参考となる点が非常に多いと考えられた．

その後，さらに10年が経過したが，この間に情報化やグローバル化といった社会的変化が加速度的に進んできた．一方，「持続可能な社会」というキーワードが世界的な注目を集めるようになってきた．そして，新学習指導要領においても，社会の変化に対応するために，よりよい学校教育を通じてよりよい社会を創るという目標を共有し，社会と連携・協働しながら，未来の創り手となるために必要な資質・能力を育む「社会に開かれた教育課程」の実現を目指して，大幅な改訂が加えられた．

そこで，改訂第4版では，学習指導要領の大幅な改訂を受けて，関連の内容を刷新し，改訂部分をわかりやすく示すこととした．また，保健教育の各論に関する部分に関しても，分担執筆を依頼した先生方に，時代の変化に対応した内容の追加や修正を加えていただくこととした．

本書が，保健体育科の教員を目指す学生諸君ほかの助けとなれば幸いである．

なお，本書の作成にあたって，多くの専門家にご協力いただいた．また，本書の元になった「保健科教育法テキスト」以来，著書の執筆に関して中京大学体育学部・スポーツ科学部の教員，学生，卒業生や杏林書院の皆さんなど，多くの皆さんにお世話になった．皆さんに心から感謝致します．

また，長い間，生活や心身の面で私を支え，安心して仕事に打ち込めるようにしてくれた，妻の佳子や息子の佳明，娘の明歩にも感謝の意を表します．

2020年1月

妙高高原でのスキー実習を前にして

家田　重晴

1章 今後の教育における基本知識

1．学校健康教育とヘルスプロモーション

1）学校健康教育

健康教育の定義にはいろいろなものがあるが，Green ら（1991）は，健康教育とは，「個人，グループ，コミュニティにおいて，健康のためになる自発的な行動を，準備し，実現し，強化するために計画された，あらゆる学習経験の組み合わせである」としている．これは，健康教育の主目的を，健康的な行動の形成や維持だとする立場である．これに対して松下（1990）は，健康教育とは，「住民の主体的，積極的な姿勢と意欲を喚起し，その体験をとおして個々の力量が形成されるところにねらいをおいた，個々の主体的な管理能力形成の助長と援助の活動である」とし，学習者の主体的な学習と健康管理能力の向上を強調している．

また，著者ら（1999）は，学校健康教育の目標として，次のようなものを考えている．すなわち，「健康に関する教育内容および情報・サービスを理解，判断し，それにもとづき自己と他者の健康に配慮した生活を営むことができる」である．ここでは，健康教育とは，このような目標を達成するために行われる教育・学習活動だと定義しておこう．

なお，学校健康教育とは，学校のすべての領域における健康教育を指す言葉である．学校健康教育は，安全教育，環境教育，消費者教育などとも重なる部分が大きく，広い意味では，これらの関連分野の多くの内容を含むものとして捉えることができる．

また保健教育は，狭義には，体育科・保健体育科における「教科としての保健教育」の意味で用いられる．本書の題名である「保健科教育」は，「教科としての保健教育」に当たる言葉である．ただし，本書の内容については，その範

囲を少し越えている．

保健教育を広義に捉える場合には，特別活動などにおける「教科外の保健教育」（保健指導）も含むものとされている．この定義によると，保健教育は，学校健康教育と重なる部分が非常に多いが，道徳や，家庭科などの教科における健康に関する指導を含んでいないので，完全には一致していない．このような保健教育の定義はどうもわかりにくいので，本書では，「保健教育を広義に捉えた場合には，学校健康教育と同じ意味になる」ということにする．

学校健康教育の必要性については3章で詳しく述べるが，ここでは，養護教諭の保健学習への参加，学校保健関係職員等の健康教育への参加，「総合的な学習の時間」の導入および栄養教諭の設置などにより，学校健康教育という，教育活動全体をとおしての健康教育の重要性が，近年一層高まってきたことを指摘しておく．

2）学校におけるヘルスプロモーション

（1）「健康的」な学校環境

健康教育の効果を高め，児童生徒の心身の健康を高めるためには，学校におけるヘルスプロモーションの考え方が重要である．WHOの提唱するヘルスプロモーションでは，健康教育とともに，健康的な行動を導くための環境整備を強調しているが，これは，行動に影響する社会的要因などの重要性を考慮したものであり，行動科学の考え方といえる．今後，学校においては，ヘルスプロモーションの考え方を活かして，学校環境をより「健康的」なものにしていくことが強く望まれる．

たとえば，時空間的環境としては，学校の建物の構造，ランチルーム，トイレ，子どもの「たまり場」などの施設・設備の設置・改善などがある．人的環境については，異学年間の交流の場を設けることも，他の人の気持ちへの気づきにつながるので必要なことだと思われる．また，教職員に関しては，「すべての教員および学校保健関係者は，健康教育の実践者という役割を担っているので，そういう自覚をもって子どもに接し，また健康づくりのよいモデルとなるよう努めなければいけない」ということを指摘しておきたい．新しい時代の教育に参加するには，自覚と行動も新たにして臨む必要がある．

教育や健康管理にかかわるものとしては，30人学級，ティーム・ティーチング制度，養護教諭の複数配置，スクールカウンセラーの配置などが，課題となっている．

（2）学校敷地内禁煙

学校におけるヘルスプロモーションの一環として，学校敷地内禁煙は最低限必要な環境の整備といえよう．学校敷地内禁煙をきっかけとして，学校健康教育を一層推進することが期待される．

2002 年度に和歌山県の公立学校で始まった学校敷地内禁煙は，2003 年 5 月の健康増進法の施行の追い風を受けて，全国に広がっていった．しかし，2015 年度でも，都道府県立学校の敷地内禁煙は 41 都道府県（全体の 87.2％），全自治体での学校敷地内禁煙は，47 都道府県中の 16 県（34.0％）であった．その後，改正健康増進法の第 1 種施設（学校，児童福祉施設，医療機関，行政機関の庁舎など）の原則敷地内禁煙に関する部分が 2019 年 7 月に施行され，東京都では受動喫煙防止条例によって保育所，幼稚園，小学校，中学校，高等学校の敷地内禁煙が 2019 年 9 月から始まったことから，ようやく公立学校の敷地内禁煙がほぼ 100％になった．

同様に，大学敷地内禁煙の必要性もかなり認識されてきて，2020 年 4 月時点では 4 年制大学の 35％近くが敷地内禁煙を実施していると予測される（一部キャンパスで実施の約 5％を含む）．

（3）評価の問題

子どもの評価の問題も大きい．後述するように，内申書による学校生活の締めつけが，子どもを息苦しくしているという指摘が少なくない．改善すべき点だと考えられる．

なお，小・中学校では，2002 年度から旧学習指導要領（1998）が導入され，成績が到達度評価による絶対評価で付けられるようになった．協同的な学習を推進するためにも，従来の相対評価に比べて望ましい方法である．しかし，高等学校入試に中学校の評価が用いられていることから，評価の比率における学校間格差が大きいとそれが問題となるかもしれない．

2．教育についての理解

学校教育の今後の方向を含めて，教育に関して知っておくべき基本的な考え方を述べる．

1）開かれた学校を作る

（1）「責任ある市民」の育成

「責任ある市民」とは，社会をよりよいものにするため自ら行動し，また，そのための社会的活動に積極的に参加する人をいう．

近年，薬害エイズ事件[注1)]などの問題をきっかけにして，市民による行政監視の重要性が認識されてきた．われわれ一人ひとりが，「責任ある市民」としての役割を果たすべきだという考え方が，国民の間に浸透してきたのである．

ボランティアなどの市民活動を行う団体に法人格を与える「特定非営利活動促進法」（NPO 法）が 1998 年に施行され，市民活動の推進が後押しされている．また，国の行政機関が保有する情報を公開する仕組みを定めた「情報公開法」も，2001 年 4 月に施行された．

国も，市民の役割を積極的に認め，市民と協力してよりよい社会を作るという方向に変わってきたことがわかる．また，学校においてボランティア活動などの体験を奨励しているのも，子どもが自分と社会のかかわりに気づくことをその目的としているのである．

現在および将来の生活において，生徒が「責任ある市民」として行動できるように，学校においても必要な働きかけをしていかなければならない．

（2）みんなで学校を作る

地域に開かれた学校づくりを推進する観点から，地域住民の学校運営への参画を実現するために学校評議員制度が導入され，2000 年 4 月から実施されて

注 1）薬害エイズ事件：1982 年から 1986 年頃に，血友病の治療のために用いられた非加熱血液製剤によって，1,868 人の患者が HIV ウイルスに感染した．米国製の非加熱血液製剤による HIV 感染の危険性が認識されてからも，厚生省（当時），製薬会社，医師の三者は，危険回避の措置をとらず，その結果，患者を HIV に感染させてしまった．この事件を機に，行政や企業に対する市民監視の重要性がより強く叫ばれるようになった．

いる．学校評議員は，校長の求めに応じて学校運営に関して意見を述べる役割を持ち，校長の推薦により，学校設置者が委嘱するものである．

また，2004 年 9 月から，新しい公立学校運営の仕組みとして，コミュニティ・スクール（学校運営協議会制度）が導入された．地域住民や保護者などを委員とする学校運営協議会を，個別の学校ごとに教育委員会の判断に基づいて置くという制度である．学校運営協議会は，学校運営のために一定の権限を有している点が，学校評議員と異なる．

法律（地教行法第 47 条の 6）に基づいて教育委員会が学校に設置する学校運営協議会には，主な役割として，

①校長が作成する学校運営の基本方針を承認する

②学校運営に関する意見を教育委員会又は校長に述べることができる

③教職員の任用に関して，教育委員会規則に定める事項について，教育委員会に意見を述べることができる

の 3 つがある．

2017 年 3 月の法改正により，学校運営協議会の設置が努力義務化されたことから，コミュニティ・スクールの数が急速に増加している．

2）子どもの権利条約を守る

（1）子どもの人権の厳守

「体罰」は，学校教育法第 11 条で禁止された違法行為である．教師は第 1 に，子どもの人格を尊重し，人権を擁護すべきである．

初任者や管理職の研修の機会には，学校事故の責任の問題についても，「不法行為」「予見可能性」などの用語の定義から事故防止の基本的な考え方までを一通り理解できるように，計画しなければならない．

ところで，兵庫県川西市では，1999 年に「子どもの人権オンブズパーソン条例」を施行し，市長の付属機関として，体罰，虐待などといった，子どもの人権侵害の救済に当たることとした．そして，2020 年になってようやく，親権者や里親らによる体罰禁止規定を盛り込んだ改正児童虐待防止法が施行され，厚生労働省の検討会がどんな行為が体罰に当たるかを示した指針（ガイドライン）をまとめた．

（2）子どもの権利条約

「子どもの権利条約」は，1989年の国連総会で採択され，1990年に発効された条約である．日本では1994（平成6）年5月22日に条約を批准した．

この条約は，子どもの生存と発達を最大限に確保する義務を国家が負うことを規定している．また，教育を受ける権利，思想・表現の自由，搾取や虐待からの保護など，人間としてのあらゆる人権を国家が保障しなければならないことを明記している．さらに，国はすべての国民に条約の内容を十分理解させるよう，務めなければならないとされている．

（3）「権利と責任」に関して扱う

健康教育の内容としても，「権利と責任」に関する事柄を扱うことが必要だと考えている．

責任についての大切な考え方の1つは「自己責任」で，「自分の行動に自分で責任をもつ」ということであり，「どのような結果が自分にもたらされるかをよく考えて,責任ある行動をとる」ということである．「自己責任」の考え方は，健康や安全の自己管理にもつながっている．

もう1つは「他者に対する責任」で，これは「他者の権利を侵害してはいけない」という，「他者の権利を守る責任」である．権利を侵害したことによって損害が生じた場合には損害賠償等の責任も生じる．教室でいえば，他者の権利とは「他の生徒の権利」や「教師の権利」であって，自分が自由や権利をもっているからといって，他の生徒や教師の権利を侵すことは許されない．

自己の権利についてしっかり教えなければ，他者の権利を守る責任についてもきちんと教えることができない．だからこそ，子どもの権利について正面から取り上げて教えなければならない．すべての教育関係者に，この道理を確認していただきたい．

3）個性を尊重する

（1）個性の尊重

教育現場で個性尊重がいわれてから久しい．しかし，小学校で「学級崩壊」といわれる荒れた状況が起きるなど，「自分勝手」は驚くような勢いで増えてきたものの，「本当の個性」が十分に育っているとは考えにくい．生徒たちの間にも，「他と同じでありたい」「個性的なもの，異質なものは排除したい」という，個性尊重と反するような心情が形成されている．学校全体がもう一度，個性の尊重ということについて考え直す必要があるのではないか．

また，これまで，個性の尊重に関連の深い道徳の時間は，マンネリでおもしろみのない授業が多いといわれ，別のことに使われる場合も多いなど，その機能を十分に果たしてきたとはいえない．しかし，今後は，身体を使うようなグループ活動や学校内外での体験的な活動などを利用して，ダイナミックな形で，自己の尊重，他者の尊重や個性の尊重などの内容を教育していくことが望まれる．

（2）個性を楽しむ

教師は，生徒の個性を活かすこと，個性を伸ばすことを少しだけでも心に留め，各々の生徒の異なった反応や行動を楽しむ余裕を持てるようにしたい．また，生徒たちが海外帰国子女や外国人生徒などを特別視しないで，仲間として接することができるよう配慮していただきたい．

これからの社会では，個人のユニークな発想がこれまで以上に大切になると思われる．学校が子どもの個性をつぶすような場であってはいけない．

（3）ATI（Aptitude Treatment Interaction）

ATIは「適性処遇相互作用」などと訳されているが，「相手の能力適性によって，最適な教え方が違ってくる」ということを意味している．相手の年齢によっても教え方は変えなければいけないし，同じ年齢段階の対象でも，相手の個性や能力に応じた教え方をするべきだというのである．

ATIの考え方の大切さについて，東（1984）は次のように述べている．

教えてみてうまくいかなかったとき，「この子はできない」「この子はやる気がない」といってしまうのではなく，もっとこの子どもを理解してみよう，そうすれば，なぜうまくいかないのかがわかるだろう，という態度でのぞむべきであり，ATIの考え方はそういう態度への道を開いてくれると思うのです．

（4）楽しく学ぶ工夫

最近は社会のほうが進んできて，NHKなどで意欲的なテレビ番組も作られるようになってきた．保健教育の分野でも「スモークバスター」というドラゴンクエスト風の大変に興味深い喫煙防止教育の教材が作られている（図1−1；大島，1991）．いろいろな所から，興味深い発想法を学び，指導に活かすようにしてほしい．規則による「しばり過ぎ」をやめることの他に，楽しい教材を

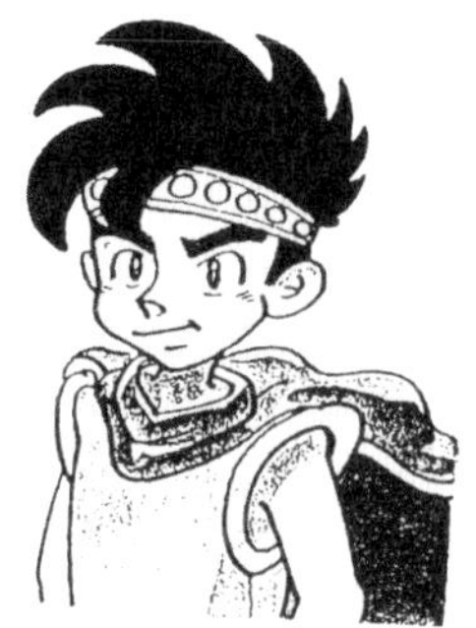

勇者ヒロ

ヘルシー星の勇者（主人公）．たばこの害からヘルシー星を救うため，花と緑の惑星へ旅立つ．

図1−1　「スモークバスター」の主人公

（大島　明監修，中村正和，高橋浩之著（1991）スモークバスター．ぱすてる書房，p4）

取り入れて少しでも勉強したくなる工夫をすることも本当に大切だろう．個性は教える側の取り組みにも必要なのである．

4）共感的な理解に立つ

（1）仲間関係に立つ

教える者と教えられる者との関係について，命令服従関係として捉える立場と，仲間関係として捉える立場とがあると東（1984）は述べ，仲間関係として捉える立場では，「子どもを仲間として楽しみ味わいながら育てていく」のだとしている．また，「互いに好意と尊敬をもちながらも，考えやものの見方に違ったところがあり，意見をたたかわせたり議論の綱引きをしたりできるのがよい仲間です．そして相手の立場を尊重すること，相手の志を踏みにじらないことがよい仲間関係を持続する第一条件です」とも述べている．もちろん，教師が生徒とまったく同等では，教師のいる意味がないが，基本としては上記のような仲間関係を大切にする教育を心がけたい．

新しい時代の教育では，生徒が自主的に学び，教師がそれを援助するという学習形態が主流になるかもしれないので，そうなると「学びの仲間」という仲間関係が，よりできやすくなるのではないかと考えられる．

（2）ともに育つ

人に何か教えるという行為をした時に，そのことによって自分が教えられることが実に多い．逆に，教えることによって学ぶことがないという人は，感受性に少し乏しいので，教えるという仕事にはやや不向きかもしれない．

たとえば，何を教えられるかというと，自分の教え方や，時には自分の性格の問題点について教えられることがある．また，自分になかった別の発想を知らされることもある．少なくとも，いろいろな子どもがいることを学ぶことができる．

「教えながらともに育つ」という基本姿勢を，いつまでも忘れずにいたいものである．

引用文献

東　洋（1984）子どもと教育を考える 19－子どもにものを教えること－．岩波書店，p28，pp41－45．

Green LW, Kreuter MW（1991）Health Promotion Planning: an Educational and Environmental Approach, 2nd ed. Mayfield Publishing, p432.

家田重晴，後藤ひとみ，田中豊穂ほか（1999）学校健康教育の内容体系化に関する研究（2）－3 部 9 系列の内容体系の提案－．学校保健研究，40：52－65，p61．

松下　拡（1990）健康学習とその展開－保健婦活動における住民の学習への援助－．勁草書房，p33．

文部科学省（2019）コミュニティ・スクール（学校運営協議会制度）．＜ https://manabi-mirai.mext.go.jp/torikumi/chiiki-gakko/cs.html ＞

大島　明監修，中村正和，高橋浩之著（1991）スモークバスター－たばこを吸い始めないために…－．ぱすてる書房，p4．

参考文献

浅野　誠（1996）学校を変える学級を変える．青木書店．

武藤孝司，福渡　靖（1994）健康教育・ヘルスプロモーションの評価．篠原出版新社．

渡辺　淳編（1989）世界の学校から．亜紀書房．

吉田　亨（1994）健康教育と栄養教育（4）健康教育の評価とヘルスプロモーション．臨床栄養，85：853－859．

［家田　重晴］

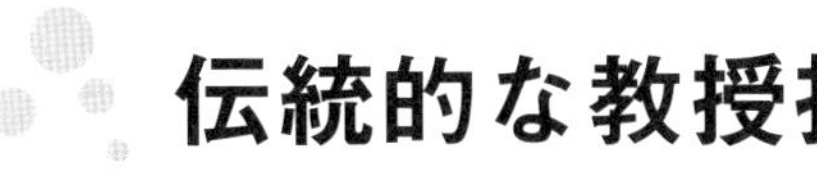

伝統的な教授技術

学校教育にも新しい時代が訪れようとしている．授業形態の変化によって，教師の役割が異なってくると，あるいは伝統的な教授技術の必要性は少なくなるかもしれない．しかしながら，現在はその時代への過渡期であるので，これらの技術はまだ重要であるし，新しい時代にあってもやはり，その有効性はなくなるわけではない．したがって，これらの技術に関しても，きちんと身に付けておくほうがよいであろう．

1．話すこと

1）発声法

授業の際には，教師がリーダーとなって生徒を引っぱっていくことになる．リーダーは元気でなくてはいけない．そして，声もよく出なくてはいけない．

声の善し悪しには生まれつきの要素もあるが，それよりも発声の仕方による差の方が大きい．のびやかな声を出すためには，呼吸の仕方や声の出し方などに関する次の点に注意をしてほしい．

（1）腹式呼吸をすること

横隔膜を押し広げて，おなかに空気をたくさんためる腹式呼吸をすることが大切である．それによって，まず，自分の体をよく響く楽器にしてあげる．そして，おなかにゆっくり力を入れて楽に息を吐くと，息の圧力を高めることができる．そうしておいてから，大きな声を出そうと思わないで，自分の体がふくらんでいるというイメージを忘れないようにして響く声を出そうとしてみると，のどに無理な力を入れずにのびやかな声が出せるというわけである．

授業の時にだけ腹式呼吸をしようと思っても急にはできないので，自分の呼吸を点検してみて，普段，胸だけで小さい呼吸をしている人は，普段の呼吸から少し変えるほうがよいのではないだろうか．いずれにしても，事前の練習が大切である．おなかに力を入れて，「ハッ」「ハッ」「ハッ」「ハッ」と息を吐く練習をしてみよう．

（2）口を大きくあけること

口の中でモゴモゴ言うと，声がよく通らない．口をあける時には大きくあけることが大切である．その際，口をしっかり縦に大きくあけて歯が見えるようにするという意識をもつのがよい．

（3）体を動かして緊張をとること

体が固くなっていると声も出にくいので，後述するように，適切に教室内を移動したり，話す時にジェスチャーを混ぜたりするなどして筋肉の緊張をほぐすようにしたい．

（4）息を十分ためて，語尾まではっきり話すこと

語尾がはっきりしないと，話が頼りなく感じられたり，話がわかりにくくなったりする．そこで，意識して息つぎを入れて息をため，語尾の息の圧力を高くすることが大切である．

（5）集中して自意識をけとばす

「恥ずかしい」とか「うまくいかなかったらどうしよう」などという気持ちがあると声は出てこない．「後のことを考えてもしかたがない．今はこれをやるしかない」と踏ん切りをつけて，思い切って声を出してみよう．

2）話しかけること・テンポと間

（1）話しかけること

では，声が大きければそれでよいのだろうか．いや，そうではない．声は大きくても単調に話したり，聞き手を無視して話したりすると，聞き手は簡単に集中力をなくして，言葉が耳に入らなくなってしまう．

「真ん中のあたりの○○さんは聞いているかな」，「後ろの右のほうの△△君は聞いているかな」と確かめながら，話しかけるようにすることが，話を聞いてもらうための要点である．全員に一人ひとり話しかけることはできないが，今度はこっちの誰，次はあっちの誰という風に目標をしぼって話しかけることは可能だと思う．時々やってみよう．

とにかく，生徒の顔を見て，自分の言葉で話しかけるのがよい．逆に，生徒

の視線をそらすように天井を向いて話したり，下を向いて机の上の原稿を読んだりすることは避けるべきである．本や資料などの文を読む時にも，手でそれを持って，口のあたりの高さで体から離れた位置まで上げて，つまり視線がほぼ水平になるようにして，ゆっくり読み聞かせるようにしよう．

（2）テンポと間

教育実習を終えた学生に聞くと，大体，教育実習で初めて保健授業を担当した時には相当緊張したという．多くの人にとって，生徒全員に一挙一動を注目されるという経験はそれまでほとんどないのだから，緊張するのも当然のことであろう．

緊張するとなかなか普段のような話し方ができなくなってしまう．たとえば，ある人は言葉が出にくくなるために，話のテンポが非常に遅くなってしまう．しかし，どちらかというと自分の話していない「沈黙の時間」が恐くて，どんどんしゃべってしまい，テンポが速くなりすぎる場合が多い．そこで，一般には意識的にゆっくりゆっくり話すつもりで授業にのぞむほうがよいと思われる．

そして，言葉につまって沈黙することがないように説明の言葉を決めておき，逆に，とくに注意して聞かせたい所の直前で間をとるとか，大切な事項をとくにゆっくり説明するなどの工夫をしてほしい．また，間をとる時には，生徒のほうへ「さぁ，今から大切なことをいうからな」という気持ちで，ずーっと見回して，生徒を注目させるようにしよう．

3）言葉使いと話し方のくせ

（1）言葉使い

生徒の年齢段階によっても教師の言葉使いは変わってくる．しかし，共通するのは，あまり乱暴な言葉使いはいけないということである．また逆に，あまりていねいすぎても，よそよそしくなるのでいけない．生徒に「～してください」というのは，少していねいすぎるかもしれない．「～しなさい」「～しようね」くらいの表現が適当ではないか．教師の立場を意識しつつ，しかも親しみのもてる言葉使いを心がけよう．標準語を用いるのが基本だが，ある程度，その土地の言葉を入れるのはかまわない．その言葉に慣れている場合には，自分が話しやすいし，生徒もそのほうが聞きやすい．

資料2-1　朗読練習用の詩

マザー・グースのうた

谷川俊太郎　訳

くるったおとことくるったかみさん
　くるったまちにすんでいた
ふたりのあいだにみつごがいたが
　ひとりのこらずくるってた
　　くるったおやじにくるったおふくろ
　　おまけにくるったこどもがさんにん
　みんなくるったうまにのり
　　くるくるくるってはしりだす
ひるもはしればよるもはしって
　ひとりもうまからおっこちなかった
くるいにくるってはしりつづけて
　とうとうついたはじごくのいりぐち
　　あくまはそれみておおよろこびさ
　　どうぞどうぞなかへあんない
　ところがこわがるどころかうかれてさわぐ
　あくまはがっかりまたおいだした

（竹内敏晴，一九八一）

（竹内敏晴（1981）話すということ－朗読原論への試み．国土社，p46，pp99-101）

（2）話し方のくせ

若い女性の中に「～に」「～が」のような助詞のところに，上がって下がるアクセントをつけて伸ばす人がいる．このような話し方のくせがあると，聞いている人はそこが気になって内容に集中できなくなる．その他，「ええと…」「あの」「まあ…」「一応」「…だよね」等など，同じ言葉を繰り返し言うくせの人もいる．自然な話し方を心がけたいものである．

模擬授業の際，教師役の学生が生徒役の学生に「～してもらってもいいですか」とたずねていたが，これは不適切なので止めるようにしよう．また，「～しようと思います」というのも気になる表現である．

4）朗読の練習

竹内（1981）は朗読の練習に，谷川俊太郎訳のマザー・グースの歌（資料2-1参照；竹内，1981）を紹介している．歌は全部ひらがなで書かれており，句読点もない．そのために，自分で息つぎの場所を自由に決められるし，自分の好きなリズムで読むことができる.

とくに,資料に示した「くるったおとこと～」は大変におもしろいので,毎年,授業中に紹介し,何人かに朗読してもらったり朗読の練習に使うよう勧めたりしている.

教師は,歌手や役者のように声の表現を豊かにしたほうがよい.表現力をつけるために,朗読練習では,全体または句や言葉ごとに次のような変化をつけてみよう.

①ゆっくり読む.早く読む.

②間をとる.間をとらない.

③一字ずつ区切って読む.一気に読む.

④大きい声で読む.小さい声で読む.

⑤高い声で読む.低い声で読む.

⑥明るくはずんだ声で読む.暗く沈んだ声で読む.

⑦笑いながら読む.泣きながら読む.

⑧のどで作った声で読む.素直な声で読む.

なお,泣きながら読む1つのコツとしては,風邪をひいて,のどがかれて声が出にくいという感じに読む方法があるだろう.また,笑いながら読む時には,読む前後や途中に「ハハハ」「ヒヒヒ」などと笑いを入れたり,読む時にのどを少し震わせたり,「くっくっくるった,おっおっおとこと」のように,つっかえたりして読んでみるとよい.

また竹内(1981)は,「謡曲や浄瑠璃などを聞けばもっともはっきりわかることだが,一音一音を十分に発し押し出してゆくとき,日本語のリズムははじめて活き活きとうごめいてくる」と述べて,日本語における「一音一拍」の大切さを指摘している.この際母音も伸ばさず「あああああ」「おおおおお」と一音一音を押し出すように発するのが要点だそうである.

「く・る・っ・た・お・と・こ・と」のように一音ずつ読む練習は,わかりやすく読むため,訴えかけるように読むために,とても大切なのである.

5)説明の仕方

説明をする際に一番大切なことは,まず,自分が伝えたいことを自分自身がはっきりつかむことである.何がいいたいのか自分でわからなかったら,上手に説明することなど決してできない.

たとえ，教科書に書いてある内容をそのまま伝える場合でも，難しい用語をそのまま用いるのでなく，「要するに～ということなんだ」と，かみくだいて，自分の言葉でわかりやすく書き直す作業をしておかないといけない.

説明は簡潔にする．くどくど説明を重ねると，かえってわからなくなる．説明は最小限にとどめて，具体例を使ってわからせるというのが基本の作戦である．また，口でいうだけでなく，できる限り図表などの視覚的情報を利用するのがよい．そのような工夫をたくさんして，省ける言葉をどんどん省き，要点をぼやけさせないようにするのが上手な説明である.

2．板　　書

通常の方法で板書をする際の要点について述べる.

サブノートやサブノート形式の資料等を用いない場合には，学習内容の要点を順序立てて板書しておくことは，とても大切である．その際，あとで生徒が自分のノートを見た時に，その日の授業の大切なところを振り返って，しっかり思い出せるような配慮をしておきたい.

1）事前の準備

①板書計画を前もってきちんと立てておく.

授業中に何を板書しようか迷うということのないようにする.

②漢字をよく調べ，誤字や筆順の誤りがないように確認しておく.

黒板に書く字は普段書く字と違って大きいので，一画一画書くことになる．そのため，書けると思っている字でも，「あれっ」という感じで書けなくなって，あせってしまうことがある．事前に教科書に出てくる大切な用語の書き取りをしておいたほうがよい.

③板書の量が黒板 1～1.5 枚分を越えないように精選しておく.

板書の量が多すぎると，板書を写すだけで生徒が疲れてしまう.

④指導案用紙または別の紙に板書するとおりに書いておく.

これは，板書する時の助けになるし，内容の確認や漢字の練習にもなる.

⑤黒板を使って実際に書く練習をしておく.

教室の後ろから見て，読みやすいかどうか調べよう．活字のような書き方をしたほうが読みやすい．また，ノートしやすいように，一行に書く文字数は20字程度に押さえよう．

⑥半身の姿勢を練習する．

板書の際に半身の姿勢をとると，生徒は黒板の文字が見やすくなる．また，すぐに後ろへ顔を向けられるので生徒に対する気配りがしやすいなどの利点がある．半身の姿勢をとるには，両足のつま先を結ぶ線が黒板面に垂直になるように，黒板面に対して横向きに立つ．両肩を結ぶ線もなるべく黒板面に垂直に近い位置に維持する．そして，少し首を曲げて黒板のほうに向ける．肘はなるべく伸ばして板書する．

右手で書く場合には，左足の踵とつま先を結ぶ線が黒板面と並行になるように保つことが，半身の姿勢を保つための要点となる．

なお，左利きの人も，板書はなるべく右手で書けるように練習してみよう．

2）授業にあたって

（1）板書の仕方

①黒板の左上に，題材名，日付，教科書のページなどを書く（授業の最初のほうで）．

②左右または左，中，右の3つに分けて，左側から順番に書いていく．

③黒板の隅などに別に場所を設ける（大切な事項や図など，その時間中に残しておきたいもののため）．

④傍線や色チョークなどを用いる（強調したい箇所や対比させたい箇所に）．

⑤生徒の意見などは直接黒板に書かせるのもよい．

（2）注意事項

①黒板が光って見えにくい所があったら，カーテンを引くなどの対処をする．

②生徒がノートなど，必要な物をちゃんともっているか確認する．

③板書をする前に，指示をする．

「今から○○について板書するのでノートに写しなさい」など．

④一度に2，3行以上続けて書かないようにする．

2，3行書いたら，それを一度読んであげよう．ただし，説明をしてはいけない．

⑤机間指導をする．

ひとまとまりの板書ができたら教壇から離れて生徒の間を回って，生徒が適切に板書を写しているか見ていこう．

⑥生徒のほうを向いて説明する．

生徒が板書を写せたことを確認し，全員を自分に注目させてから説明を始める．

⑦前もって書いてきたカードなどを，黒板に貼り付けてもよい．

ただし，量が多くなり過ぎないように注意しよう．

3）誤字を書いた時

生徒から字の誤りや筆順の誤りを指摘された時には，あわてないで，「あっ，そうだった？どうもありがとう」などといって，誤字であれば訂正しよう．ただし，違うといった生徒のほうが間違っている場合もあるので，はっきりと何が正しいのか自信がもてない時には，「今度までに，調べておきます」とか「あとで調べて連絡します」といってから，先に進もう．

3．発　問

発問中心の授業展開にこだわる必要はない．また，発問は少しでもよい．

教育実習生くらいの力だと，発問を入れることによってかえって授業が進まなくなって困る場合も多い．そこで，本節では，発問についての基本的知識と注意点を述べるので，少なくとも，するからには「しないよりはましな」発問ができるように，よく勉強してほしい．

1）発問の種類

発問は大まかに以下のような種類に分けることができよう．

（1）投げかけ

生徒の注意を引くために疑問文の形で問いかけるが，本来，生徒の答えを期待しないものを「投げかけ」としておこう．これは，答えを期待しないという意味からすると，本当は「発問」といえないかもしれない．

ここで注意すべき点は，教師が「投げかけ」と「発問」の区別をきちんと意識したうえで，「投げかけ」なり「発問」なりをするべきだということである．

（2）確認の発問

生徒の知識を確かめたり，前の時間やその時間に習ったことをきちんとつかんでいるかを確認したりする意味で発問することがある．このような発問は「確認の発問」といえよう．

授業中に行う「確認の発問」には，後の章で述べる授業に関する「形成的評価」の意味があるので，ある程度は必要なものであろう．

（3）興味を引くための発問

生徒に身近なことについて発問して，興味や関心を起こさせるようなものをいう．また，少しめずらしい事項に関する発問も興味を引きやすい．この場合，選択肢などを用意して，とにかくどれかを選んでもらうのがよいであろう．クイズ的に興味を引くことも悪いことではない．このタイプの発問では，生徒の多様な答えを期待することになる．多様な答えを引き出したうえで次の段階へ進むのである．

（4）思考を促す発問

十分に事前の説明をしたあとに，つまり，思考する材料を十分生徒に与えたうえで，生徒に論理的に考えさせるような発問をいう．ここでは，生徒の考えをある一定の方向に導くという意図をもって発問を行う．

しかし，保健においては，発問を用いてある科学的な考え方を発見させるような場面はそれほどない．それよりも現実の問題について分析や評価を行うというような作業のほうが，利用価値が高いと考えられる．

（5）「ゆさぶり」の発問

生徒の理解を一層深めるために，理解したと考えている生徒に，さらに疑問を起こさせるような問い掛けをすることがある．これを「ゆさぶり」という．「ゆさぶり」の発問は時に必要であるが，これを使いこなすには，かなりの経験を積まなければならない．

（6）発展の発問

その時間に習った知識（技術に関するものを含む）をもとにして，生活の中で自分が工夫していける点について具体的に考えさせるもので，むしろ「作業課題の提示」といったほうがよいのかも知れない．

2）不適切な発問

小室ら（1980）は授業記録をもとにして発問を分析し，児童から適切な応答が得られない発問として次のような4つのタイプをあげている．

①発問の意図や意味が不明な発問

②発達段階や経験からみて難しすぎる発問

③事前の提示・説明が不十分な発問

④限定不十分な発問

教師がその場で思いついて発問をすると，意図や意味がわかりにくくなりがちである．また，1つの発問で2つ以上の内容を同時にたずねてしまうと，意味があいまいになりやすい．発問の意図や意味を明確にするには，あらかじめ発問を疑問文の形で書いておくことが大切である．

「どういうことか」「どうなる」「どのような」などの言葉を使うと答えにくいことが多い．逆に，「何」という言葉は答えるべき対象をはっきりさせやすくするようである．たとえば，「激しい運動をすると体はどうなるでしょう」という発問はわかりにくいが，「激しい運動をした時に体に起きる変化には何があるでしょう」とすれば，意味がかなりわかりやすくなる．

また，内容的にはそれほど難しくなくても，用語が生徒のよく知っているものでないと，結果的に答えが得られない場合がある．たとえば「機能」を「はたらき」に置きかえるなど，すんなりとわかるやさしい言葉に直しておくことが大切である．このことは説明をする際でも同じである．

発問をする時には，事前の説明をしっかり考えておかなければならない．そして，発問した時の生徒の応答を予想してみる．生徒が「わかりません」と答えることが予想されたら，発問を変えなければいけない．さらに，答えを導くためのヒントをいくつか考えるのである．事前の準備として，ぜひこれはやっておいてほしい．

限定不十分な発問もよくみられる．発問内容の範囲が十分にしぼられていないために，教師の発問意図はわかるのだが，何を答えてよいのか生徒が迷ってしまうのである．おもな学習課題をそのまま発問してはいけないが，これには解答すべき内容の範囲が広くなりがちだということも関係している．たとえば，家族計画のところで，いきなり「避妊はなぜ大切だろう」と発問するようなことは非常にいけない．それは，もちろん事前の説明が不十分だということもあるのだが，第一に発問内容の範囲が広すぎるからである．

3）わかりやすい発問の要点

授業では，まず説明が大切である．発問は補助的なものと考えてよいと思う．だから，まず，単に説明すればよいことは発問にしないでほしい．つまらない発問，無駄な発問は時間の浪費につながる．

そして発問する場合には，とりあえず，「考えやすい発問」「答えやすい発問」，すなわち「わかりやすい発問」を心がけてほしい．そのための要点は，大まかには次のようなものになろう．

①事前の説明をしっかり考えておく．
②正しい疑問文であらかじめ発問を書いておく．
③生徒の応答を予想して，それによって発問が適切かどうか考える．
④答えを導くためのヒントを考えておく．
⑤「どういう」「どのような」をなるべく使わずに，「何」を使う．
⑥理由をたずねることは極力避ける．
　ただし，選択肢がある場合には，たずねることも可能である．
⑦学習すべき課題を直接発問しない．
⑧「投げかけ」と「発問」をしっかり区別して用いる．
⑨小さい範囲の身近な発問をする．
⑩選択肢のある発問や正誤発問を考える．
⑪発問に限定をかける．
「先週の日曜日に」などのような，範囲を特定させる言葉を入れて．
⑫全体に聞くのか，指名して答えさせるのかをはっきりさせる．
⑬発問に伴う指示を出す．
　たとえば「ノートに書きなさい」「隣の人と相談してみよう」など．

4）発問と答え

教師はある事実を知ってそれが答えになるように発問を考える場合が多い．そのために，自分の答えが常に正しいものと考えがちである．しかし，発問が成立するには普通何らかの「前提条件」が必要なのだということを忘れてはいけない．また，本来は答えに対しても「留保条件」（たとえば，「最新の学説では」

など）が付けられなければいけない．

とくに保健などの領域では，ある問題に対して無条件に1つの正しい答えがあると考えるのは科学的な態度ではない．教師が自分の発問の答えを知らなくては困るが，逆に，答えを無条件に100％信じ込んでしまってもいけないのである．同様に，文献の中の発問や答えを鵜のみにして授業に用いることもいけない．必ず自分で答えを検討したり，生徒の応答への対応を考えたりすることが必要である．そうしないと，生徒の誤答の中に大切な科学的考え方があることを見過ごし，生徒の成長の芽をつぶすというような非教育的なことをしないとも限らないからである．

また，オープン・エンドの発問といって，賛否両方の意見がでるような問題を提示して，生徒に議論を促すことによって問題に対する考えを深めさせるような試みも時には必要かもしれない．これに関して，篠原（1999）は，医療技術の進歩に伴って現れた「新しい健康問題」などを取り上げ，それらを考える視点を示し，話し合いの中で生徒に「自分自身との対話」を求めるような試みをしている．読者の皆さんにも参考としていただきたい．

4．指　　示

1）指示の必要性

体育の授業では，実際に生徒が体を動かして運動をするので，生徒に与える指示も大変に重視されている．ところが保健の授業では逆に，生徒に対する指示はほとんど注目されていないようである．この点にも現在の保健授業の問題点が反映されているといえないだろうか．もっと生徒の活動が中心に置かれた保健授業であれば，それだけ生徒に与える指示も大切になるはずである．いずれにしても，授業の中で生徒に要求する行動を明確にするために，もっと計画的に指示を出す必要があるだろう．保健教育における行動の目標がきちんと設定されている場合には，保健の授業でも，体育の授業と同様に，いかに技術を修得させるかが授業の焦点になるであろう．そして授業における指示に関しても，技術の修得にかかわる指示がとくに重要になると思われる．

しかし，現時点では，まだ行動の目標がやっと少し見えてきた段階であり，保健技術に関する学習内容は定まっていない．したがって，技術の修得にかかわる指示についても述べることができないので，ここでは，授業を円滑に展開していくために必要な指示についてだけ，簡単にまとめておく．

2）事前の指示

学年の始め，または学期の始めに「授業の進め方」や「生徒の活動」について説明しておくのがよい．とくに，グループ学習を取り入れたり，授業中に作業をしたりするとか，宿題として何かを調べるなどの活動をさせる場合には，あらかじめ大体のやり方を指示しておきたい．

授業における「とりきめ」の作り方について，大西（1987）は次のような原則を示している．

①一度にたくさん「とりきめ」を作らない．

②「とりきめ」は必要な時に作る．

③「とりきめ」で管理的にしめつけない．

そして，最初から必要とわかっている「とりきめ」として，「説明のとき」「授業がわからないとき」「話しあいのとき」「作業のとき」などの「とりきめ」を紹介している．

3）気持ちを落ち着かせるための指示

皆がざわついているために授業がやりにくいことがある．そういう場合には静かにするようにいうのが普通だが，いっても静かにならないこともある．しかし，中学生，高校生くらいだと，先生が話すのをやめてしまって静かになるのを待てば，静かにしてくれることが多いようである．

体育の授業では，笛を用いて生徒に注目させるようにしているが，保健の授業でもグループ学習や個別学習をする場合には，生徒の注意を引くための笛やベル，音を出すために使う指示棒などが必要だと思う．

なお，気持ちを落ち着かせるために，以下の行動を指示することがある．

①楽な姿勢で座る．

②手はももの上に置くか，脇にたらす．

③軽く目を閉じる．

④ゆっくり腹式呼吸をする．

⑤気持ちが落ち着いてきたら，口を開かないようにして，ゆっくりと目を開

ける.

この方法は，リラクセーション訓練の初めの部分を利用したものである.

4）授業の進行にかかわる指示

（1）板書に伴う指示

板書をする時に，いきなり板書をするよりは，「今から○○について板書をするので写しなさい」と言うとか，何か一言でも言って，指示をするほうがよいと思う．また，板書をしている途中で生徒が私語を始めたら，静かにするよう，きちんと言わなければいけない.

（2）発問に伴う指示

発問の時も，「じゃあ今から質問するから，よく聞いてよ」などと，注目させるための指示をしたほうがよい．また，「手をあげなさい」とか「答えをノートに書きなさい」とか「隣の人と少し相談してみよう」などの生徒の活動に関する指示も必要であろう.

（3）読むことに関する指示

発問の時も同様だが，指名して誰かに教科書などを読ませる時には，まず「○○君立ちなさい」などといって，立ってもらうほうがよい．そして，「何ページの何行目からみんなに聞こえるように読みなさい」というような指示をすることになる．この際，生徒の声が小さければ，「もう少し大きな声で」と言わなければならない．また，他の生徒が教科書のその部分をしっかり見ているように，必要に応じて指示をしてほしい.

（4）作業に関する指示

生徒に何か学習的な作業をさせる場合には，一般に次のようなことが必要であろう.

①作業の目的を説明する.

②作業の内容を指示する.

③作業時間を指示する.

（5）お礼の言葉

生徒の反応すべてに対して，いちいち「ありがとう」などと礼を言うのはわずらわしいかもしれない．中学校や高等学校では，あまり言わないようにも感じるが，著者は，「ありがとう」と言ってもよいのではないかと思う.

人間同士のことだから，少なくとも，生徒が指示に従ってくれた時には，「よろしい」とか「はい」とか，うなずくとか，何か好ましい反応を返すべきであろう．小さなことではあるが，おろそかにしないほうがよい．

（6）指示の例

近藤（1997）は，保健授業における指示の重要性を次のように強調している．

＜どんな学習活動を組み込むか＞が明確になっていないと「指示」は確定しないとし，「指示」を意識することで授業を具体的に設計しようと提案している．

「指示」を意識することには次のような意味があるという．

> 「発問」だけでは，子どもはどう動いていいかわからない．「指示」は，学習に具体的な形を与える．

近藤（1997）は，「指示」に心を砕きはじめると子どもがみえてくると述べている．

また，書かせることで，考えを深め，創りだし，確かにさせることができる，という考え方を紹介し，書くことを促すためのヒントを次のように示している．

> 「読み手」と「書き出し」を決めてやれば，子どもたちは案外すらすらと書いていく．

また，具体例として，彼の“仮想授業”記録にある指示を引用する．

> 止め．今から1分間，近くの人とみせっこしてもらいます．自分と違うことを書いているのを2つみつけ，それらをノートに書き写しなさい．ハイはじめ．

> 止め．ノートに書いた3つのなかから1つを選び，○印をつけてください．全員の人に答えてもらいます．全員起立．○印をつけたものを発表していき，自分と同じ答えが出てしまったら着席してください．窓際の最前列，目黒さんから順に後ろにいきます．どうぞ．

この指示では，近くの人と見せっこをするというのがおもしろい．また，一旦全員を起立させるというのも，ユニークな意見を逃さないようにする，なかなかよく考えられた方法だと感じた．皆さんも，ぜひ参考としていただきたい．

5）指示や説明などをする位置

（1）机の配置

普通,授業では生徒全員が教室の前を向いて教師と対面する形で座っている.しかし，この形は一斉学習には適しているかもしれないが，グループ学習などには向いていない．ある程度グループ学習用の机の配置を定式化して，生徒が机の配置変えに慣れるようにしておくことも必要なのではないだろうか.

グループ学習の場合には，教師が教壇を離れ，各グループの所に行って，指示や説明を与えて指導する機会が当然多くなる.

（2）位置の変更

授業中に教師が位置を変えるのは,何もグループ学習に限ったことではない.一斉学習の時にも，授業の進行を円滑にするために積極的に移動したほうがよい.

とはいっても，やみくもに動けばよいわけではなく，位置を変えるのはおもに以下のような場合である.

a．板書をする時：黒板を広く使うためには，教師が教卓の前を離れて黒板の端のほうまで行かなければならない．慣れないうちは，教卓の前を少し離れることでさえ，かなりの勇気を必要とする．なお，板書の際に半身の姿勢をとることは，生徒に注意を払いやすく，指示を出しやすいという利点もある.

b．指名して何かさせる時：指名して生徒に何かをさせる時には，生徒の近くに行くほうが都合のよい場合もある．ただし，一斉指導の場合には，その生徒にあまり近づきすぎると他の生徒に目が届かなくなることがあるので，多少距離を置く気持ちで近づくようにしたほうがよい.

c．机間指導：教壇を離れて生徒の間を回って指導するのが「机間指導」である．生徒の理解度や集中度をみるには，生徒のそばに行くことが大切なのである．たとえば，板書を終えた時に生徒がきちんと写しているかどうかを見て回るとか，説明をした時にわかったかどうか様子を見に行く，などを実行してほしい.

先生が遠くにいると,「わからないけど,まあ,いいや」と思っている生徒でも,先生が近くに来たら「わからない」と言ってくれる場合がある.

また，前述のように，グループ学習や個別学習の時には，教師は相談役のような役割が強くなり，あちこちに移動して，必要な指示や助言を与えたり，話の相手をしたりすることになる.

引用文献

小室秀子，篠崎令子，小倉　学（1980）授業記録にもとづく発問の分析－第4報－誤答や無関係な応答を招いた発問の事例研究－．体育科教育，28：70－73．

近藤真庸（1997）保健授業づくり実践論．大修館書店，pp31－32，p35．

大西忠治（1987）授業つくり上達法－だれも語らなかった基礎技術－．民衆社，pp165－167．

竹内敏晴（1981）話すということ－朗読原論への試み－．国土社，p46，pp99－101．

篠原菊紀（1999）課題学習に役立つ新しい健康問題のとらえ方．大修館書店．

参考文献

大西忠治（1988）発問上達法－授業つくり上達法 part 2－．民衆社．

吉田章宏（1975）授業の心理学をめざして．国土社．

［家田　重晴］

3章

保健教育の役割と歴史

1．学校健康教育の必要性

1）教育の目的としての健康

新しい教育基本法（2006年12月22日施行）の第一条（教育の目的）には,「教育は，人格の完成を目指し，平和で民主的な国家及び社会の形成者として必要な資質を備えた心身ともに健康な国民の育成を期して行われなければならない」とある．

このように，「心身の健康」自体が，教育の1つの目的として明確に示されているのである．そして，この目的を達成するためには「総合的な学習の時間」や特別活動など，学校の教育課程全体を通して適切な働きかけをすることが必要であるが，とくに教科としての保健および体育の果たすべき役割は非常に大きい．

2）健康的なライフスタイル

生活習慣病の発生には，食事，休養，睡眠，運動，労働，飲酒，喫煙，自動車の利用，余暇活動，友人や家族との交流，衣服の選択などの生活様式，すなわちライフスタイルが大きく関係している．また,交通事故や性感染症なども,その防止に日常的な行動が重要な役割を果たしている．さらに，ライフスタイルを構成している多くの日常的な行動は，生活習慣病の予防だけでなく，普段の健康状態，精神衛生，老後の健康などにとっても大変重要である．

したがって，学校健康教育を通して，生徒が現在や将来の生活の中で，健康なライフスタイルの獲得をめざすような働きかけを行っていくことが，ますます大切になってきた．

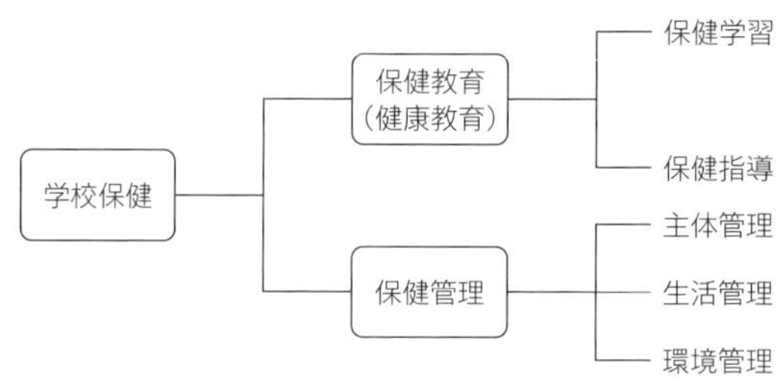

図3-1　学校保健の構成

3）「責任ある市民」としての行動

1章で述べたように,「責任ある市民」とは,社会をよりよいものにするため自ら行動し,また,そのための社会的活動に積極的に参加する人をいう.

現代では,地球規模の環境問題の存在からもわかるように,個人の健康実践のみだけでは,自分の健康を守ることができなくなっている.

エイズと並ぶ世界的な健康問題となっているタバコ・喫煙の問題もそのような健康課題の1つである.日本では諸外国に比べてタバコ対策がきわめて遅れているので,保健医療関係者や教育関係者が先頭に立って,対策推進のために行動しなければならない.

生徒も現在や将来の生活において,タバコ対策の推進を始めとする健康保持や環境保全のための活動に関して,「責任ある市民」としての行動をとることが必要である.

2．学校保健と保健教育

1）学校保健の構成

健康を守ったり増進したりするための活動を,「保健活動」というが,これは「健康教育」と「健康管理」の活動を含んでいる.

「保健活動」を実施する場としては,地域,職場および学校が考えられるが,このうち,学校という場における保健活動を「学校保健」と呼んでいる.

学校保健は,大きく「保健教育」と「保健管理」に分けられる（図3-1）.保健教育は保健活動のうちの教育的側面を受け持ち,保健管理はその管理的側面を受け持つわけである.

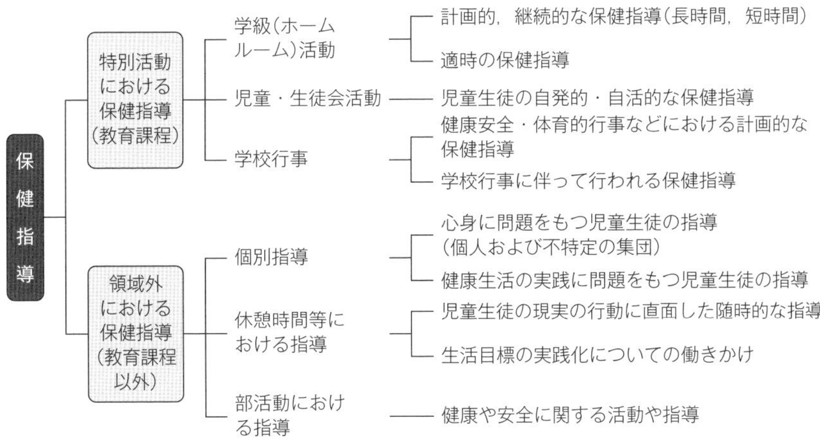

図3−2　保健指導の内容（小・中・高を一括）
（杉浦正輝，成田　功編著（1990）増補 新しい学校保健．建帛社，p187より引用改変）

保健教育は，広義では学校健康教育と同じ意味になると考えておくほうがわかりやすいので，「保健教育」を「保健教育（健康教育）」と表現した．

2）保健学習と保健指導

保健教育は，従来から「保健学習」と「保健指導」に区別されている．形式的な区別の仕方としては，教科としての保健教育を保健学習とし，教科外での保健教育を保健指導とする分け方がある．

この場合，教科外での保健教育すなわち保健指導には，学級担任が学級活動の時間などに行う指導，養護教諭による個別の指導，課外の部活動に関連して顧問の先生が行う安全の指導などが該当する（図3−2；杉浦ら，1990）．

これまで，保健学習と保健指導の特質を対比して，保健学習では主として理論的内容を扱い，保健指導では実践的内容を中心とするなどの違いがあるとされてきたが，集団的指導においては，今後はとくに両者を区別せず，いずれも理論面，実践面を組み合わせて行うようにするほうが望ましい．

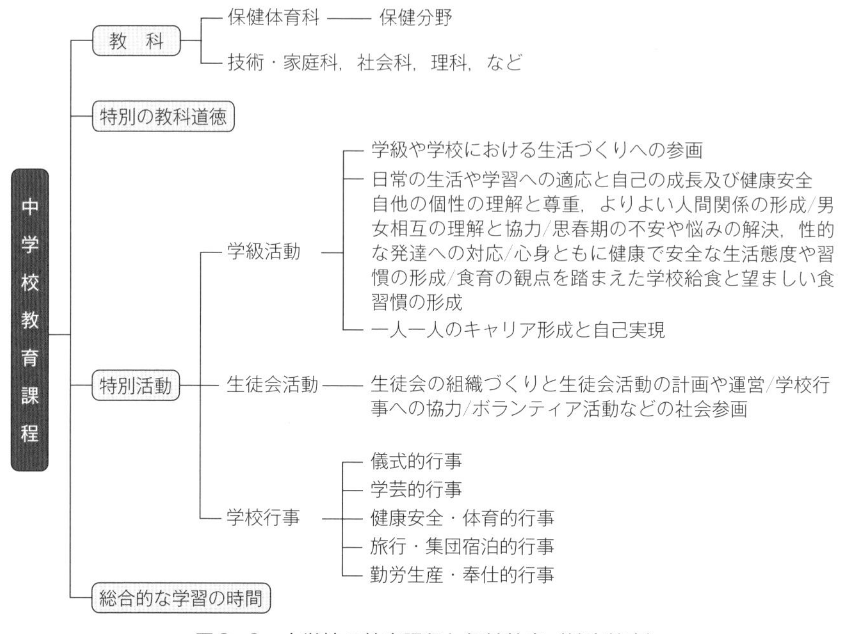

図3-3　中学校の教育課程と保健教育（健康教育）
（文部科学省（2018a）中学校学習指導要領　特別活動編．東山書房などより作図）

3）学校教育における保健教育の位置

（1）学校の教育課程

中学校の教育課程は，「教科」「特別の教科道徳」「特別活動」「総合的な学習の時間」の4領域から構成されている（図3-3；文部科学省，2018a）．小学校では，「外国語活動」があるので5領域となっている．高等学校では授業としての「道徳」がないので，教育課程は「（特別の教科）道徳」を除く3領域である．ただし，高等学校における「道徳」は，教育活動全体を通じて行うこととされている．

「特別活動」は，「学級（ホームルーム：高等学校）活動」「生徒会（児童会：小学校）活動」「学校行事」の3つに分けられる．さらに，小学校ではこの3つの他に「クラブ活動」も含まれる．

（2）教育課程の中の保健教育（健康教育）

中学校では，教科としての保健教育は，保健体育科の保健分野で行われる．

また，技術・家庭科，理科，社会科などの教科や「総合的な学習の時間」においても，環境，健康，福祉などの健康教育関連の内容が扱われる．さらに，道徳や特別活動の中でも保健教育（健康教育）が実施される．

「学級活動」では「日常の生活や学習への適応と自己の成長及び健康安全」が健康教育の関連である．

なお，特別活動の「学校行事」では「健康安全・体育的行事」において，とくに健康や安全に関する指導がなされる機会が多い．「健康安全・体育的行事」としては，健康診断，薬物乱用防止指導，防犯指導，交通安全指導，避難訓練や防災訓練，健康・安全や学校給食に関する意識や実践意欲を高める行事，運動会（体育祭），競技会，球技会などが考えられる（文部科学省，2018a）．

（3）教育課程以外での保健指導

もう一度，図3−2を見よう．休憩時間中や放課後は教育課程以外の時間であるが，これらの時間にも，養護教諭や学級担任，部活動の顧問などが健康や安全に関する指導をしている．

3．保健教育の歴史

1）保健教育に関する歴史の概略

以下に，明治期以降の保健教育に関する歴史の概略を示す．

（1）明治期

a. 学制発布：1872（明治5）年に学制が発布された．下等小学校では養生口授，上等小学校では生理学大意が保健教育に関係していた．

b．明治前・中期：修身の中に禁酒，衣服，清潔，運動などの内容がみられた．高等小学校の理科では，人身の生理と衛生の大要が扱われた．

c．明治後期：修身科には，身体，食物，健康，衛生学の内容が含まれていた．

（2）大正期

大正期では，理科，修身科および家事科において健康的内容が扱われていた．

（3）昭和前期

a．米国の健康教育の影響：米国のターナーが来日するなど，米国の健康教育がいろいろ紹介され，わが国の保健教育に大きな影響を与えた．「健康教育」という名称がHealth Educationの訳としておもに用いられた．

b．国民学校令と体練科衛生：1941（昭和16）年に国民学校令が公布され，戦時教育体制に入った．体練科が新設され，その中で衛生が扱われた．身体の清潔，皮膚の鍛錬，救急看護学がその内容であった．健康教育運動は衰退していった．

（4）昭和後期

a．学校体育指導要綱：第一次米国教育使節団の勧告を受けて，1947（昭和22）年に文部省は学校体育指導要綱を示した．体育科の中に衛生が含められた．

b．小学校，中等学校の保健計画実施要領：1949（昭和24）年，中等学校に保健体育科（中・高）ができ，その中に保健学習の内容が示された．わが国における「教科としての保健教育」の誕生である．1951（昭和26）年に小学校でも保健に関する内容が「健康教育」として示され，教育活動の全体で行うこととされた．また，この時期の保健教育には経験主義，児童中心主義の考え方がみられた．

c．学習指導要領：

① 1958～1960（昭和33～35）年に小・中・高等学校の学習指導要領が改訂され，学習指導要領が法的拘束力をもつものとされた．そして，科学的知識の系統性が重視されてきた．これ以降，約10年ごとに改訂が行われている．

② 1968～1970（昭和43～45）年にかけての改訂では，教育内容の精選や現代化などが図られた．小学校については，学習指導要領総則に，「教育課程一般」「道徳」とともに「体育」の項が設けられた．ここでの「体育」は，保健・安全を含んだ意味をもっている．

③ 1977～1978（昭和52～53）年には戦後5回目の改訂が行われた．「ゆとり」の教育が目指され，各教科の授業時数が10％ほど減らされた．また，小・中学校の保健教育内容は，概念（主部と述部からなる短文）によって表現された．そして，教育課程の構成部分の名称として，「特別活動」という用語が定められた．

（5）平成期

① 1989（平成元）年に，平成期最初の学習指導要領改訂が行われ，「自己教育力の育成」（自ら学ぶ意欲と社会の変化に主体的に対応できる能力の育成）が，新しいねらいの1つとされた．さらに，1991年の指導要録改訂では，絶対評価がこれまでより重視され，また学習評価の観点については，「関心・意欲・態度」「思考・判断」「知識・理解」の順で示された．

② 1998〜1999（平成 10〜11）年における改訂では，自ら学び自ら考え，判断して行動する資質や能力，豊かな人間性，健康や体力などの，いわゆる「生きる力」の育成が強調された．小学校の体育科では，3，4 年生にも保健が導入された．総則については，「体育」が「体育・健康」と改められ，「総合的な学習の時間」が加えられた．小・中学校においては，到達度評価による絶対評価が用いられることとなった．

③ 2008〜2009（平成 20〜21）年における改訂では，約 60 年ぶりに改正された教育基本法の教育の目標および理念を踏まえて，「生きる力」を育成することや，知識・技能の習得と思考力・判断力・表現力等の育成のバランスを重視することなどが示された．また，小・中学校においては，体育・保健体育を含めたいくつかの教科の授業時間数を 10％程度増加させた．なお，学習評価については，引き続き目標に準拠した評価として観点別学習状況の評価と総括的にとらえる評定とを実施することとなった．

④新学習指導要領（2017〜2018 年：平成 29〜30 年）では，「生きる力」をより具体化し，各教科等の目標や内容を「知識及び技能」「思考・判断・表現」「学びに向かう力，人間性等」の資質・能力の三つの柱で再整理された．また，「カリキュラム・マネジメント」の実現および「主体的・対話的で深い学び」の実現に向けた授業改善を推進する観点から，発達の段階のまとまりを踏まえ，学習内容の系統性を整理し，各教科等で身に付けさせたい学習内容の一層の充実を図ることが示された．

2）保健教育目標の変遷

（1）明治・大正期

明治・大正期では保健的内容は修身科，理科，家事および生徒指導などで扱われていた．この時期の保健教育目標は養生・衛生知識の修得および養生・衛生・鍛練の習慣形成であったと思われる．

自分の身をおさめ，悪を改め善を行うようにすることを「修身」というが，修身科を中心とした保健教育には儒教的色彩が強くみられ，養生の励行によって健康を保持することと，その健康が忠誠・孝行に連なることが説かれた（資料 3−1；瀧沢，1987）．

その後，森有礼が師範学校に兵式体操を導入したことに象徴されるように，

資料3−1　修身の記述の例

養　生 「人は無病の時，常に病ある苦しみを思ひやり，風寒暑湿の外邪を防ぎ，飲食の内欲を節し，適宜に身体を運動して健康を保つべし，何によらず暴飲暴食は慎むべし，飯のすゑりたる，魚のあざれたる，肉のやぶれたるなどは，食ふべからず，熟せざる果物も害あり，極熱極冷のものを呑むべからず，鰻に冷水を飲み合わせ又は瓜類を食ひ合はすべからず……」 摂　生 「身体を健康にせむと欲せば，つねに，飲食をつつしみ，清潔を旨とし，衣服の垢汚を去り，室内の空気を新鮮ならしめ，専，摂生の法をまもるべし，萬の病は摂生の法を守らざるによりおこるもの多し．身体健康ならざれば，忠孝の務もおこなふこと能はず．人生の快楽もうること能はず．健康は，実に，萬事の本にしてこの上もなく大切なるものとしるべし」

（瀧沢利行（1987）学校保健指導の体系化に関する考察（2）修身科・生徒心得の養生観と衛生訓練の成立・展開を中心に．東京大学教育学部紀要，27：450）

次第に学校教育全体が軍隊教育への準備としての意味をもつような国家主義的な色彩を強めていった．そして，保健教育においても，管理的な性格の強い「衛生訓練や身体の鍛練」が励行されるようになっていったのである．

（2）昭和前期

a．新教育の影響

国家主義的な色彩が強まっていく中で一時期，ルソーやペスタロッチなどの教育思想にもとづく新教育運動の影響を受けた健康教育が展開されたことがある．

一例をあげると，歯の衛生に関して次のような3つの原則をもとにして行われた教育実践がある．

（一）口腔衛生に於ては先ず児童に実験せしめよ，そして直観せしめよ．

（二）児童にはそれ自身の口腔を認識せしめよ．

（三）物を作ると言う興味を利用して児童の衛生を教授の目的を果せ．

ここでは，健康教育の内容・方法については児童中心・児童愛護の観点がみられる．しかし，その目標については，以下に述べるような「戦時遂行のための健康」から離れてしまうことができなかったと考えられる．

b．戦時遂行のための健康

軍部からの国民体位低下の指摘がなされたりして，戦争が進んでいく中で，学校における保健の教育も，戦時遂行のための健康を目標とされるようになった．中薗（1988）はこの点に関して，次のような具体例をあげている．

「戦時国民体位の向上要求が強く現れた健康教育教材としては，村田亨『健康教育趣味の紙芝居読本』（明治図書，1939年）をあげることができる．（中略）結核菌を具体物にたとえてわかりやすく興味をひくような工夫がなされているが，その具体物が鉄砲玉となっているし，「一層身体を強くして此の戦の為に負けないようにしなければならない」「丈夫な身体をつくってお国の為に役立つ日本人になることだ」といっている点は，まさに戦時遂行のための健康教育であったといえよう．」

国民学校令の公布に伴って，この傾向はさらに強められていったのである．

（3）昭和後期

第二次大戦後の保健教育は，文部省の学習指導要領等に従って進められてきた．小倉（1981）は，昭和後期の保健教育目標の変遷を以下の3つにまとめている．

a．習慣と解剖・生理・衛生知識の時期

この時期には歯みがき，手洗いなどの清潔・衛生の習慣形成が保健教育のねらいとされていた．小倉（1981）は「習慣には環境の変化に応じて判断する能力が伴わなければ時に危険でさえある」として，習慣形成を目標とする保健教育に消極的な見方を示している．

しかし，日常的な保健行動が重視されるようになった現代においては，健康的な習慣の形成はますます大切になっているといえよう．問題にすべきは習慣の形成自体ではなく，しつけ的に行われる教育の方法にあると考えるべきであろう．

b．個人生活における実践能力の時期

1956（昭和31）年の中学校保健学習に関する通達と高等学校保健体育科の学習指導要領では，自主的実践能力が新しい目標とされた．しかし，これは身の回りの保健活動の実践に限定されていて，集団の健康を守るという視点は含まれていなかった．

c．いわゆる系統主義（知識重視）の時期

1958～1960（昭和33～35）年の学習指導要領改訂以降，保健教育の目標の中に，理解（つまり知識），能力，態度という言葉がみられた．生活経験中心か

ら系統的な知識へと重点が移されたが，その系統は医学的系統に偏っていて行動科学の観点からの系統性はまったくないし，児童生徒の発達段階との関連も不十分であった．

（4）平成期

平成期における目標の変遷を簡略に述べる．

① 1989（平成元）年の改訂で，高等学校の内容に「現代社会と健康」「生涯を通じる健康」の単元が新たに設けられ，内容の現代化が図られたが，目標の表現に関してはほとんど変化がなかった．しかし，科学的な考え方や判断力が次第に強調されるようになってきた．

② 1998～1999（平成10～11）年の改訂では，「自らの健康を管理し改善していく資質や能力」という実践力の育成が目標に掲げられた．また，WHOの提唱するヘルスプロモーションをはじめ，行動科学の考え方が保健教育の基本的な考え方として取り入れられたことは特筆すべきである．

③ 2008～2009（平成20～21）年の改訂において，目標の表現に関しては変化がなかったが，発達段階に応じて指導内容が整理され，小学校は身近な生活，中学校は個人生活，高等学校は社会生活のそれぞれにおける健康・安全に関する内容を重視することが示された．また，系統性のある指導ができるように内容を明確化し，知識を活用する学習活動を取り入れるなどの指導方法の工夫を行うことについても改善が図られた．

④新学習指導要領（2017～2018年：平成29～30年）の改訂では，目標の表現が教科統一的に改められた．教科等ならではの物事を捉える視点や考え方である「保健の見方・考え方」が示され，それらを働かせて，健康に関する「知識・技能」，健康課題の発見・解決のための「思考力・判断力・表現力等」，主体的に健康の保持増進や回復に取り組む態度の「学びに向かう力・人間性等」に対応した目標に再整理された．

4．保健教育内容の研究

1）外国における研究

（1）SHESのカリキュラム

米国では，1960年代に多くの保健教育等の研究者がSHES（School Health

Education Study：学校保健教育研究）のプロジェクトに集まって保健教育のカリキュラム案を作成した（小倉，1981）．

このカリキュラムでは，健康の基礎として3つの柱を立てている．それは「人が発育発達すること」「人が（他者を含む）環境と相互に影響を与えあうこと」および「意志決定が重要であること」である．

また，SHESのカリキュラムの1つの特徴は，教育内容となる科学的な考え方を主部と述部からなる短文（概念）で表現したことである．しかしながら，概念は「学習の結果として形づくられるもの」と考えられており，厳密な意味では，教育内容そのものを示すものではない．この点はかなり注意を要する．

さて，上記の教育内容の3つの柱の下には概念で表現された10の内容が配置され，カリキュラムのおもな構成要素となっている．以下に示すそれらの内容には，人間行動の実態に着目した興味深い事実が含まれている．

①発育発達は個体の構造と機能に影響を及ぼし，逆にまた，それから影響を受ける．

②発育発達は一定の順序に従うが，なお各個人に特有なものである．

③健康の防護・増進は個人・地域社会・国際間の責任である．

④どんな環境にも，危険と事故の可能性がある．

⑤人間・病気・環境の間には相互関連がある．

⑥家族は人間の生命を維持し，一定の健康上のニーズを満たす役割をおびている．

⑦個人の健康上の行動は，しばしば葛藤する複雑な諸力に影響を受ける．

⑧健康に関する情報・商品・サービスの利用は価値観や認知によって左右される．

⑨気分や行動を変える物質（タバコ，アルコール飲料など＜著者注＞）の使用は，いろいろな動機づけから始まる．

⑩食物の選択・食習慣は身体的・社会的・精神的・経済的・文化的な諸条件によって決められる．

近年，新しい考え方のカリキュラムがいくつも提案されたため，SHESのカリキュラムは今では旧式のものとなってしまった．しかしながら，今でも歴史的な価値は残されているといえよう．

（2）KYB プログラム

1970 年代に米国健康財団の研究者によって，The Know Your Body Health Promotion System（KYB）と呼ばれる包括的な健康増進教育プログラムが開発された．このプログラムは行動科学の考え方を取り入れており，「社会的影響に焦点をあてたアプローチ」や「生活技術の習得に焦点をあてたアプローチ」を重視している．

喫煙防止を例にすると，「社会的影響に焦点をあてたアプローチ」は，生徒に対して喫煙行動に関係した社会的影響を気づかせる教育活動，タバコをすすめられた時に断わる技術，喫煙に関する誤った社会的規範（人々の認識）を訂正するための教育活動などを含んでいる．

KYB では，幼稚園から中学 3 年生を対象とし，学年ごとに獲得すべき行動技術の内容を決めている．各教育テーマに対する行動目標は表 3−1 のとおりである（オーランディら，1989）．KYB プログラムの教育方法にはいろいろなものがあるが，教室での活動でもっとも重視される教育方法は，行動技術の演習とリハーサルで，これは生徒が学校を離れた時でも必要な技術を発揮できるようにするために必要不可欠であると考えられている．

なお，最新版のプログラムでは，ライフスキル（健康に生きていくうえで必要な技術）に関する単元を設定し，基本的な技術としてセルフエスティームの維持，意志決定，自己主張コミュニケーション，目標設定およびストレス・マネジメントという 5 つの自己管理技術を扱っている．

（3）ヘルス・フレイムワーク

米国カリフォルニア州教育局が 1994 年に発刊した学校健康教育の手引書「ヘルス・フレイムワーク」について，渡邉ら（1999）の論文から，ごく簡単に紹介する．

この手引書では，「健康リテラシー」をもっとも重要な概念として示している．

健康リテラシーとは，基本的な健康情報や健康サービスを知り，それを解釈・理解することのできる能力であり，またそのような情報やサービスを，健康状態を高めるように活用できる能力を指す．

生涯にわたって健康生活を送るために，子どもたちが健康リテラシーを身につけた人間になるように援助するのが，このヘルス・フレイムワークの主要な目的である．

表3-1　KYBプログラムの行動目標

教育テーマ	行動目標
薬　物	・タバコを勧められても断る. ・禁煙場所では他人にタバコを吸わないように依頼する. ・アルコールを勧められても断る. ・薬を適切に用いる.
栄　養	・高脂肪，低繊維，および砂糖の多い食品の消費を減らす.
運　動	・有酸素性運動をする. ・柔軟性を高める運動をする.
ストレス	・ストレスの処理の仕方を習得する. ・怒りの感情をコントロールする方法を学ぶ.
清　潔	・手洗いの習慣を身につける. ・個人の清潔を保つための所持品の共有をさける.
安　全	・道路通行時の事故のリスクを減らす. ・家庭での事故のリスクを減らす. ・遊び場での事故のリスクを減らす.
身の回りの安全	・身の危険につながる状況をさける. ・暴力にあったり，身の危険を感じた時に，信頼できる大人に知らせる.
歯科保健	・正しい歯みがき法を実践する. ・適切な歯ブラシと練り歯みがきを選ぶ.
応急処置	・緊急時に大人の助けを求める. ・小さなけがの応急処置の仕方を学ぶ.
保健サービス	・保健サービスの提供者とうまく連絡がとれる. ・ニーズに応じた適切な保健サービスや社会資源を見い出す.

注）各教育テーマの行動目標は，上記の中から学年に応じた目標が設定される.
（Orlandi MA，Liberman LR，中村正和ら（1989）日本における喫煙防止活動の方向性 −KYB教育プログラムの日本への適用．学校保健研究，31：368−376）

健康リテラシーは以下の4つの下位概念に分類され，これらを柱として健康教育の内容が構成されている.

①生涯にわたる自分の健康に対して責任をもつ.

②他者の健康を尊重し，他者へのヘルスプロモーションを実践する.

③発育発達の過程を理解する.

④健康に関連した情報，製品，サービスを適切に利用する.

なお，これらの下位概念を教育との関連で捉えた場合には，これらを教育目標と考えておいてよいであろう.

「ヘルス・フレイムワーク」に示された考え方は，後述する著者ら（1998・1999）の内容体系案と共通する部分があるように思われる.

（4）諸外国における健康教育カリキュラム

その他，外国における健康教育カリキュラムでは，英国の国家カリキュラムの健康教育，スウェーデンの健康教育などが参考となる．これらの特質については，渡邉ら（1998・1999）の論文を参考とされたい．

2）日本における研究

（1）小倉学の6領域試案

小倉学は日本の保健教育研究の第一人者として，子どもの保健認識の発達や保健教育目標，内容，方法および保健指導等に関する研究をしてきた．保健教育内容については以下のような6領域の試案を示すとともに，小学校と中学校での実践をもとにした指導案を数多く発表した．

①人体の構造と機能
②環境と健康
③疾病予防
④安全（災害防止）
⑤労働と健康
⑥集団の健康（公衆衛生）

小倉（1977）の6領域試案は，後の文部省学習指導要領の保健教育内容に大きな影響を与えている．なお，第5領域の「労働と健康」については，中学校では「1．運動・労働と身体機能」「2．栄養・休養と余暇の活用」「3．労働者の健康」に関して扱うこととしている．

（2）内海和雄の3部6領域案

内海（1985）は，高等学校での授業の実践をもとに，高等学校の保健教育内容を次のように提案した．

Ⅰ．私たちの身体・精神の形成される過程
　（イ）身体・精神の進化（系統発生）
　（ロ）人間の出産と成長（個体発生）
　（ハ）人体のしくみと働き
　（ニ）精神の発達
Ⅱ．私たちの身体・精神の破壊過程
　（ホ）疾病の要因と構造

Ⅲ．私たちの身体・精神の健康を守る力
（へ）歴史のなかで

健康の形成過程，破壊過程，守る（回復）過程の３つから内容を構成している点がこの内容案の大きな特徴となっている．

5．学校健康教育の内容体系案

著者ら（1998・1999）は，学校健康教育の内容体系に関する３部９系列案を提案している．

1）教育内容の選定の考え方

教育内容の選定にあたっては，次の９つの基本的な考え方に従った．

①行動科学の考え方を基本とする．
②生活行動との関連を重視する．
③現代の健康問題に対応する内容を重視する．
④健康問題の予防・解決の手順を取り上げる．
⑤自己観察，セルフ・コントロールなどの行動科学的な技術を取り上げる．
⑥活動を通して批判的能力や実践的能力を高めるような内容を取り上げる．
⑦権利や責任に関する内容を取り上げる．
⑧「責任ある市民」の育成を目指す．
⑨東洋医学などの代替的方法論の必要性を考慮する．

2）３部９系列案

「健康関連行動の分類」と「人体の発育・老化」という２つの視点から，内容体系を組み立てた．具体的には，「Ⅰ．『保健行動と健康』の領域」「Ⅱ．健康を支える領域」「Ⅲ．発育・老化にかかわる領域」の３領域を設定した．そして，最終的に，３部９系列からなる内容体系を提案した（表３−２）．

3）教育目標

「生活における行動」をできるだけ明確にした教育目標を，全体目標から系列の大項目のレベルまで作成した．なお，これらは学習者の目標（方向目標）

表3-2　学校健康教育の内容体系案

Ⅰ．保健行動と健康	
1．生活行動	1）生活行動と健康問題，2）生活リズム， 3）食事，4）清潔，5）運動， 6）たばこ，酒，薬物乱用，ギャンブル
2．体と心の健康	1）体と心の調整，2）体と病気， 3）自己や他者の尊重，4）心の悩み
3．健康の自己管理	1）体の部位と器官，2）体や心の自己評価， 3）生活行動の自己点検，4）行動の自己管理
4．保健医療サービスの利用	1）学校保健サービスの利用， 2）地域保健医療サービスの利用， 3）サービス利用上の注意点， 4）健康・医療情報の利用と分析
Ⅱ．健康を支える領域	
5．環　境	1）健康に影響する環境要因，2）身近な環境の整備， 3）環境問題，4）地域環境の点検， 5）生産・消費と環境保護
6．安　全	1）事故への対処，2）重大事故の発生と防止， 3）交通事故の発生と防止，4）災害，暴力・犯罪， 5）危険・安全の評価，6）安全行動の練習
7．消費者	1）製品の安全，2）意思決定の手順， 3）消費関連機関・情報の利用，4）消費者の権利と責任， 5）契約とトラブル，悪質商法
8．社会と健康	1）市民や市民団体の責任と活動， 2）企業や国などの責任と市民の監視， 3）職業生活における健康の保障， 4）社会福祉政策の評価
Ⅲ．発育・老化にかかわる領域	
9．発育・老化と健康	1）人の一生と命の尊さ，2）性と健康， 3）発育発達と健康問題，4）老化と健康問題

の形で示した．全体目標と3領域の目標は以下のとおりである．なお，各系列の目標については，表3-3に示したとおりである．

(1) 全体目標

健康に関する教育内容および情報・サービスを理解，判断し，それにもとづき自己と他者の健康に配慮した生活を営むことができる．

(2) 各領域の目標

Ⅰ．保健行動と健康

保健行動と健康の関連や保健行動に影響する要因について理解し，健康問題

表3−3　各系列の教育目標

1. 生活行動	生活行動と健康の関連および生活行動の実施に影響する要因について理解し，健康的な生活行動をとることができる.
2. 体と心の健康	包括的な健康の考え方から，体と心の関連性や体と心の調整法について基本的な理解をする．さらに，自己や他者の尊重および心の悩みに関する事柄について理解し，自己や他者の健康に留意した行動をとることができる.
3. 健康の自己管理	人間の体，心および行動について理解し，自分の体，心および行動をある程度自分で点検・評価できる．また，それにもとづいて，必要な場合には休息・休養をとったり，医療サービスを求めたりすることができる.
4. 保健医療サービスの利用	保健医療サービスの内容および自己とのかかわりについて理解し，保健医療サービスを適切に利用することができる.
5. 環　境	環境と健康の関連および環境問題について理解し，身の周りの環境を整備したり，健康的な環境を守るための行動をとったりすることができる.
6. 安　全	事故災害の実態および事故防止に必要な事柄について理解し，日常生活において自己や他者の事故を防止するための行動をとることができる.
7. 消費者	健康・安全や環境を守るために必要な事柄について理解し，消費者としての権利を行使し，また責任を果たすことができる.
8. 社会と健康	健康・安全や環境を守るための行政，企業および市民の役割と活動内容について理解し，自己と他者の健康・安全および環境を守るために「責任ある市民」として，社会的活動に参加・行動することができる.
9. 発育・老化と健康	発育発達や老化を通して人の一生について理解するとともに，生命の尊さや他者とのつながりの大切さを実感することができる．また，一生の中で遭遇する健康問題への対処の仕方を理解し，各自の定める生活の目標に合わせてよりよく生きることができる.

を主体的に予防・解決するための行動をとることができる.

Ⅱ．健康を支える領域

人々の健康・安全や環境を守るために「責任ある市民」として自ら行動することの必要性を理解し，そのための行動をとることができる.

Ⅲ．発育・老化にかかわる領域

人生の各段階あるいは各自の健康状態に応じ，各自が定める生活の目標に合わせてよりよく生きることができる.

引用文献

家田重晴，後藤ひとみ，田中豊穂ほか（1998）学校健康教育の内容体系化に関する研究（2）−3部9系列の内容体系の提案−．学校保健研究，40：52−65.

家田重晴，西岡伸紀，後藤ひとみほか（1999）学校健康教育の内容体系化に関する研究（3）−各系列の目標，内容及び校種配当−．学校保健研究，41：223−245.

文部科学省（2018a）中学校学習指導要領（平成29年告示）解説 特別活動編．東山書房，pp44－45，p76，p99．
中薗伸二（1988）昭和前期における健康教育に関する一考察．東京大学教育学部紀要，28：409－419．
小倉　学編著（1977）小学校保健教育の計画と実践－教育内容の科学化をめざして－．ぎょうせい，pp37－39．
小倉　学編著（1981）中学校保健教育の計画と実践－保健教育の現代化をめざして－．ぎょうせい，pp25－26，p29．
Orlandi MA，Liberman LR，中村正和ほか（1989）日本における喫煙防止活動の方向性－KYB（Know Your Body）教育プログラムの日本への適用－．学校保健研究，31：368－376．
杉浦正輝，成田　功編著（1990）増補 新しい学校保健．建帛社，p187．
瀧沢利行（1987）学校保健指導の体系化に関する考察2－修身科・生徒心得の養生観と「衛生訓練」の成立・展開を中心に－．東京大学教育学部紀要，27：447－456，p450．
内海和雄（1985）子どもの身体と健康観の育成－健康教育論－．医療図書出版社，pp217－218．
渡邉正樹，畑　栄一，西岡伸紀ほか（1998）学校健康教育の内容体系化に関する研究（1）－体系化の指針及び健康問題の分析－．学校保健研究，39：539－549．
渡邉正樹，Evans DL（1999）米国カリフォルニア州における学校健康教育－健康教育ガイドライン「ヘルス・フレイムワーク」の概要－．日本公衆衛生学雑誌，46：216－223．

参考文献

Colborn T，Dumanoski D，Myers JP著，長尾　力訳（1997）奪われし未来．翔泳社．
貝原益軒（1951）養生訓・和俗童子訓．岩波書店．
文部科学省（2008a）小学校学習指導要領解説　体育編．東洋館出版社．
文部科学省（2008b）中学校学習指導要領解説　保健体育編．東山書房．
文部科学省（2009）高等学校学習指導要領解説　保健体育編・体育編．東山書房．
文部科学省（2018b）小学校学習指導要領（平成29年告示）解説　体育編．東洋館出版社．
文部科学省（2018c）中学校学習指導要領（平成29年告示）解説　保健体育編．東山書房．
文部科学省（2019）高等学校学習指導要領（平成30年告示）解説　保健体育編・体育編．東山書房．
吉田瑩一郎，森　昭三編著（1981）保健科教育．ぎょうせい．

［家田　重晴，後藤　晃伸］

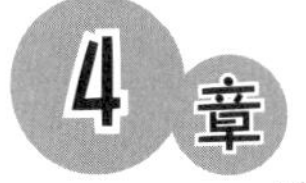

4章 学習指導要領の総則および保健

1．学習指導要領

「学習指導要領」とは，全国のどの地域で教育を受けても，一定の水準の教育を受けられるようにするため，文部科学省が学校教育法等に基づき，各学校で教育課程（カリキュラム）を編成する際の基準を定めたものである．「学習指導要領」では，小学校，中学校，高等学校等ごとに，それぞれの教科等の目標や大まかな教育内容および内容の取扱いを定めている．また，これとは別に，学校教育法施行規則で，たとえば小・中学校の教科等の年間の標準授業時数等が定められている．各学校では，この「学習指導要領」や年間の標準授業時数等を踏まえ，地域や学校の実態に応じて，教育課程（カリキュラム）を編成している．

また，「学習指導要領」は，戦後すぐに試案として作られたが，現在のような大臣告示の形で定められたのは1958（昭和33）年のことであり，それ以来，ほぼ10年ごとに改訂されている．

なお，「学習指導要領解説」は，その内容を明確にするために文部科学省が作成する教員向けの冊子であり，ほぼ10年に1度の学習指導要領改訂に合わせて作られる．「法的拘束力のない文科省作成の著作物という扱い」であるが，各出版社が教科書編集の参考にしている．したがって，各自治体で実施されている教員採用試験は，「学習指導要領解説」の記載内容から出題されることも多く，ほとんどの教員養成大学が，「学習指導要領解説」を教科教育法の教科書および参考書として活用しており，教師および教師を目指す学生のバイブル的存在となっている．

2．総　則

総則の構成は従来のものから大きく変更され，各学校におけるカリキュラム・マネジメントの流れに沿って，①中学校教育の基本と教育課程の役割，②教育課程の編成，③教育課程の実施と学習評価，④生徒の発達の支援，⑤学校運営上の留意事項，⑥道徳教育に関する配慮事項とされた．これにより，各学校におけるカリキュラム・マネジメントがより組織的・計画的に行われ，教育の質的向上が図られることが期待される．

総則の変更点は多岐にわたるが，以下では前回からの変更点を中心に整理して示した．なお，紙面の都合上，中学校のみについて述べる．

1）総則改訂の要点

総則については，今回の改訂の趣旨が教育課程の編成や実施に生かされるようにする観点から，①資質・能力の育成を目指す「主体的・対話的で深い学び」の実現に向けた授業改善を進める，②カリキュラム・マネジメントの充実，③生徒の発達の支援，家庭や地域との連携・協働を重視するなどの改善が行われた．

2）改訂の経緯

2016（平成28）年12月21日に示された中央教育審議会答申においては，“よりよい学校教育を通じてよりよい社会を創る”という目標を学校と社会が共有し，連携・協働しながら，新しい時代に求められる資質・能力を子どもたちに育む「社会に開かれた教育課程」の実現を目指し，学習指導要領等が，学校，家庭，地域の関係者が幅広く共有し活用できる「学びの地図」としての役割を果たすことができるよう，次の6点にわたってその枠組みを改善するとともに，各学校において教育課程を軸に学校教育の改善・充実の好循環を生み出す「カリキュラム・マネジメント」の実現を目指すことなどが求められた．

①「何ができるようになるか」（育成を目指す資質・能力）

②「何を学ぶか」（教科等を学ぶ意義と，教科等間・学校段階間のつながりを踏まえた教育課程の編成）

③「どのように学ぶか」（各教科等の指導計画の作成と実施，学習・指導の

改善・充実)

④「子供一人一人の発達をどのように支援するか」(子供の発達を踏まえた指導)

⑤「何が身に付いたか」(学習評価の充実)

⑥「実施するために何が必要か」(学習指導要領等の理念を実現するために必要な方策)

これを踏まえ，2017 (平成 29) 年 3 月 31 日に学校教育法施行規則を改正するとともに，幼稚園教育要領，小学校学習指導要領および中学校学習指導要領を公示した．小学校学習指導要領は，2018 (平成 30) 年 4 月 1 日から第 3 学年および第 4 学年において外国語活動を実施する等の円滑に移行するための措置(移行措置) を実施し，2020 (令和 2) 年 4 月 1 日から全面実施することとしている．また，中学校学習指導要領は，2018 (平成 30) 年 4 月 1 日から移行措置を実施し，2021 (令和 3) 年 4 月 1 日から全面実施，高等学校学習指導要領は 2019 (平成 31) 年 4 月 1 日から移行措置を実施し，2022 (令和 4) 年 4 月 1 日から学年進行で実施することとしている．

3) 育成を目指す資質・能力の明確化

今回の改訂では，「生きる力」をより具体化し，教育課程全体を通して育成を目指す資質・能力を，ア「何を理解しているか，何ができるか (生きて働く「知識・技能」の習得)」，イ「理解していること・できることをどう使うか (未知の状況にも対応できる「思考力・判断力・表現力等」の育成)」，ウ「どのように社会・世界と関わり，よりよい人生を送るか (学びを人生や社会に生かそうとする「学びに向かう力・人間性等」の涵養)」の 3 つの柱に整理するとともに，各教科等の目標や内容についても，この 3 つの柱に基づく再整理を図るよう提言がなされた．今回の改訂では，知・徳・体にわたる「生きる力」を子どもたちに育むために「何のために学ぶのか」という各教科等を学ぶ意義を共有しながら，授業の創意工夫や教科書等の教材の改善を引き出していくことができるようにするため，すべての教科等の目標および内容を「知識及び技能」「思考力，判断力，表現力等」「学びに向かう力，人間性等」の 3 つの柱で再整理されている．

4）主体的・対話的で深い学び

子どもたちが，学習内容を人生や社会の在り方と結び付けて深く理解し，これからの時代に求められる資質・能力を身に付け，生涯にわたって能動的に学び続けることができるようにするためには，これまでの学校教育の蓄積を生かし，学習の質を一層高める授業改善の取組を活性化していくことが必要であり，わが国の優れた教育実践にみられる普遍的な視点である．「主体的・対話的で深い学び」の実現に向けた授業改善（アクティブ・ラーニングの視点に立った授業改善）を推進することが求められる．

今回の改訂では「主体的・対話的で深い学び」の実現に向けた授業改善を進める際の指導上の配慮事項を総則に記載するとともに，各教科等の「第3指導計画の作成と内容の取扱い」において，単元や題材など内容や時間のまとまりを見通して，その中で育む資質・能力の育成に向けて，「主体的・対話的で深い学び」の実現に向けた授業改善を進めることが示されている．

その際，以下の6点に留意して取り組むことが重要である．

ア　児童生徒に求められる資質・能力を育成することを目指した授業改善の取組は，すでに小・中学校を中心に多くの実践が積み重ねられており，とくに義務教育段階はこれまで地道に取り組まれ蓄積されてきた実践を否定し，全く異なる指導方法を導入しなければならないと捉える必要はないこと．

イ　授業の方法や技術の改善のみを意図するものではなく，児童生徒に目指す資質・能力を育むために「主体的な学び」「対話的な学び」「深い学び」の視点で，授業改善を進めるものであること．

ウ　各教科等において通常行われている学習活動（言語活動，観察・実験，問題解決的な学習など）の質を向上させることを主眼とするものであること．

エ　1回1回の授業ですべての学びが実現されるものではなく，単元や題材など内容や時間のまとまりの中で，学習を見通し振り返る場面をどこに設定するか，グループなどで対話する場面をどこに設定するか，児童生徒が考える場面と教師が教える場面をどのように組み立てるかを考え，実現を図っていくものであること．

オ　深い学びの鍵として「見方・考え方」を働かせることが重要になること．各教科等の「見方・考え方」は，「どのような視点で物事を捉え，どのような考え方で思考していくのか」というその教科等ならではの物事を捉える視点や考え方である．各教科等を学ぶ本質的な意義の中核をなすものであり，教科等の学習と社会をつなぐものであることから，児童生徒が学習や人生において「見方・考え方」を自在に働かせることができるようにすることにこそ，教師の専門性が発揮されることが求められること．

カ　基礎的・基本的な知識および技能の習得に課題がある場合には，その確実な習得を図ることを重視すること．

5）カリキュラム・マネジメント

各学校においては，教科等の目標や内容を見通し，特に学習の基盤となる資質・能力（言語能力，情報活用能力（情報モラルを含む．以下同じ），問題発見・解決能力等）や現代的な諸課題に対応して求められる資質・能力の育成のためには，教科等横断的な学習を充実することや，「主体的・対話的で深い学び」の実現に向けた授業改善を，単元や題材など内容や時間のまとまりを見通して行うことが求められる．これらの取組の実現のためには，学校全体として，児童生徒や学校，地域の実態を適切に把握し，教育内容や時間の配分，必要な人的・物的体制の確保，教育課程の実施状況に基づく改善などを通して，教育活動の質を向上させ，学習の効果の最大化を図るカリキュラム・マネジメントに努めることが求められる．

このため総則において，「生徒や学校，地域の実態を適切に把握し，教育の目的や目標の実現に必要な教育の内容等を教科等横断的な視点で組み立てていくこと，教育課程の実施状況を評価してその改善を図っていくこと，教育課程の実施に必要な人的又は物的な体制を確保するとともにその改善を図っていくことなどを通して，教育課程に基づき組織的かつ計画的に各学校の教育活動の質の向上を図っていくこと（以下「カリキュラム・マネジメント」という．）に努める」ことについて新たに示されている．

6）教育内容の主な改善事項

言語能力の確実な育成，理数教育の充実，伝統や文化に関する教育の充実，体験活動の充実，外国語教育の充実などについて総則や各教科等において，その特質に応じて内容やその取扱いの充実が図られている．

7）道徳の特別の教科化に係る一部改正

（1）一部改正の経緯

わが国の教育は，教育基本法第1条に示されているとおり「人格の完成を目指し，平和で民主的な国家及び社会の形成者として必要な資質を備えた心身ともに健康な国民の育成を期して行われる」ものである．人格の完成および国民の育成の基盤となるのが道徳性であり，その道徳性を養うことが道徳教育の使命である．しかし，道徳教育を巡っては，歴史的経緯に影響され，いまだに道徳教育そのものを忌避しがちな風潮があること，他教科等に比べて軽んじられていること，読み物の登場人物の心情理解のみに偏った形式的な指導が行われる例があることなど，これまで多くの課題が指摘されてきた．

また，いじめの問題に起因して，子どもの心身の発達に重大な支障が生じる事案や，尊い命が絶たれるといった痛ましい事案まで生じており，いじめを早い段階で発見し，その芽を摘み取り，すべての子どもを救うことが喫緊の課題となっている．

このような現状のもと，内閣に設置された教育再生実行会議は，2013（平成25）年2月の第一次提言において，いじめの問題等への対応をまとめた．その中では，いじめの問題が深刻な状況にある今こそ，制度の改革だけでなく，本質的な問題解決に向かって歩み出すことが必要であり，心と体の調和の取れた人間の育成の観点から，道徳教育の重要性を改めて認識し，その抜本的な充実を図るとともに，新たな枠組みによって教科化することが提言された．

（2）一部改正の基本方針

この一部改正は，2014（平成26）年10月の中央教育審議会の答申を踏まえ，次のような方針の下で行った．これまでの「道徳の時間」を要として学校の教育活動全体を通じて行うという道徳教育の基本的な考え方を，適切なものとして今後も引き継ぐとともに，道徳の時間を「特別の教科道徳」（以下，「道徳科」という）として新たに位置付けた．

また，それに伴い，目標を明確で理解しやすいものにするとともに，道徳教育も道徳科も，その目標は，最終的には「道徳性」を養うことであることを前提としつつ，各々の役割と関連性を明確にしたわかりやすい規定とした．なお，道徳科においては，内容をより発達の段階を踏まえた体系的なものとするとともに，指導方法を多様で効果的なものとするため，指導方法の工夫等について具体的に示すなど，その改善を図っている．

（3）一部改正の要点

①学校教育法施行規則改正の要点

学校教育法施行規則の中学校の教育課程について，「道徳の時間」を「特別の教科である道徳」としたため，学校の教育活動全体を通じて行う道徳教育を「特別の教科である道徳」を要として学校の教育活動全体を通じて行うものと改めた．

②総則改正の要点

ア　教育課程編成の一般方針

「特別の教科である道徳」を「道徳科」と言い換える旨を示すとともに，道徳教育の目標について，「人間としての生き方を考え，主体的な判断の下に行動し，自立した人間として他者と共によりよく生きるための基盤となる道徳性を養うこと」と簡潔に示した．また，道徳教育を進めるに当たっての配慮事項として，道徳教育の目標を達成するための諸条件を示しながら「主体性のある日本人の育成に資することとなるよう特に留意しなければならない」こととした．

イ　内容等の取扱いに関する共通事項

道徳科を要として学校の教育活動全体を通じて行う道徳教育の内容は，「第3章特別の教科道徳」の第2に示す内容であることを明記した．

ウ　指導計画の作成等に当たって配慮すべき事項

学校における道徳教育は，道徳科を要として教育活動全体を通じて行うものであることから，その配慮事項を以下のように付け加えた．

（ア）道徳教育は，道徳科を要として学校の教育活動全体で行うことから，全体計画を作成して全教師が協力して道徳教育を行うこと．また，各教科等で道徳教育の指導の内容および時期を示すこと．

（イ）各学校において指導の重点化を図るために，生徒の発達の段階や特性等を踏まえて中学校における留意事項を示したこと．

（ウ）職場体験活動やボランティア活動，自然体験活動，地域の行事への参加などの豊かな体験の充実とともに，道徳教育がいじめの防止や安全の確保等に資するよう留意することを示したこと．

（エ）学校の道徳教育の全体計画や道徳教育に関する諸活動などの情報を積極的に公表すること，家庭や地域社会との共通理解を深め，相互の連携を図ることを示したこと．

（4）道徳教育

道徳教育は，2015（平成27）年3月に学習指導要領の一部が改正され，これまでの道徳の時間が「特別の教科道徳」（道徳科）として教育課程上に位置づけられ，小学校では2018（平成30）年度，中学校では2019（平成31）年度より全面実施となった．

2015（平成27）年3月の一部改正の際，学習指導要領第1章総則の第4「指導計画の作成等に当たって配慮すべき事項」に道徳教育を進めるに当たっての配慮事項として3（1）～（4）が以下の通り書き加えられた．

「3．道徳教育を進めるに当たっては，次の事項に配慮するものとする．

（1）各学校においては，第1の2の（2）に示す道徳教育の目標を踏まえ，道徳教育の全体計画を作成し，校長の方針の下に，道徳教育の推進を主に担当する教師（以下「道徳教育推進教師」という．）を中心に，全教師が協力して道徳教育を展開すること．なお，道徳教育の全体計画の作成に当たっては，生徒や学校，地域の実態を考慮して，学校の道徳教育の重点目標を設定するとともに，道徳科の指導方針，第3章特別の教科道徳の第2に示す内容との関連を踏まえた各教科，総合的な学習の時間及び特別活動における指導の内容及び時期並びに家庭や地域社会との連携の方法を示すこと．

（2）各学校においては，生徒の発達の段階や特性等を踏まえ，指導内容の重点化を図ること．その際，小学校における道徳教育の指導内容を更に発展させ，自立心や自律性を高め，規律ある生活をすること，生命を尊重する心や自らの弱さを克服して気高く生きようとする心を育てること，法やきまりの意義に関する理解を深めること，自らの将来の生き方を考え主体的に社会の形成に参画する意欲と態度を養うこと，伝統と文化を尊重し，それらを育んできた我が国と郷土を愛するとともに，他国を尊重すること，国際社会に生きる日本人としての自覚を身に付けることに留意すること．

（3）学校や学級内の人間関係や環境を整えるとともに，職場体験活動やボランティア活動，自然体験活動，地域の行事への参加などの豊かな体験を充実すること．また，道徳教育の指導内容が，生徒の日常生活に生かされるようにすること．その際，いじめの防止や安全の確保等にも資することとなるよう留意すること．

(4) 学校の道徳教育の全体計画や道徳教育に関する諸活動などの情報を積極的に公表したり，道徳教育の充実のために家庭や地域の人々の積極的な参加や協力を得たりするなど，家庭や地域社会との共通理解を深め，相互の連携を図ること.」

つまり，学習指導要領第3章道徳に記述されていた内容が，第1章総則で述べられるようになったのは，「道徳の時間」が「道徳科」となったからである．したがって，道徳教育に関する事項は第1章総則に，道徳科に関する事項は「第3章特別の教科道徳」に分けて書かれるようになった．今回の全面改訂で，2015（平成27）年3月に一部改正された学習指導要領第1章総則の第4に書き加えられた内容が，第1章総則の第6「道徳に関する配慮事項」にそのままの形で引き継がれている.

8）健やかな体

第1章第1の2の（3）には，「学校における体育・健康に関する指導を，生徒の発達の段階を考慮して，学校の教育活動全体を通じて適切に行うことにより，健康で安全な生活と豊かなスポーツライフの実現を目指した教育の充実に努めること．特に，学校における食育の推進並びに体力の向上に関する指導，安全に関する指導及び心身の健康の保持増進に関する指導については，保健体育科，技術・家庭科及び特別活動の時間はもとより，各教科，道徳科及び総合的な学習の時間などにおいてもそれぞれの特質に応じて適切に行うよう努めること．また，それらの指導を通して，家庭や地域社会との連携を図りながら，日常生活において適切な体育・健康に関する活動の実践を促し，生涯を通じて健康・安全で活力ある生活を送るための基礎が培われるよう配慮すること.」と示されている.

本項で示す体育に関する指導については，積極的に運動する生徒とそうでない生徒の二極化傾向が指摘されていることなどから，生涯にわたって運動やスポーツを豊かに実践していくとともに，現在および将来の体力の向上を図る実践力の育成を目指し，生徒が自ら進んで運動に親しむ資質・能力を身に付け，心身を鍛えることができるようにすることが大切である.

このため，教科としての保健体育科において，基礎的な身体能力の育成を図るとともに，運動会，遠足や集会などの特別活動や運動部活動などを相互に関連させながら，学校教育活動全体として効果的に取り組むことが求められている．

また，健康に関する指導については，生徒が身近な生活における健康に関する知識を身に付けることや，必要な情報を自ら収集し，適切な意思決定や行動選択を行い，積極的に健康な生活を実践することのできる資質・能力を育成することが大切である．

9）総合的な学習の時間

（1）改訂の基本的な考え方

総合的な学習の時間においては，改訂の基本的な考え方として，探究的な学習の過程を一層重視し，各教科等で育成する資質・能力を相互に関連付け，実社会・実生活において活用できるものとするとともに，各教科等を越えた学習の基盤となる資質・能力を育成することとしている．

（2）目標の改善

総合的な学習の時間の目標は，「探究的な見方・考え方」を働かせ，総合的・横断的な学習を行うことを通して，よりよく課題を解決し，自己の生き方を考えていくための資質・能力を育成することを目指すものであることを明確化した．また，教科等横断的なカリキュラム・マネジメントの軸となるよう，各学校が総合的な学習の時間の目標を設定するに当たっては，各学校における教育目標を踏まえて設定することを示している．

（3）学習内容，学習指導の改善・充実

各学校は総合的な学習の時間の目標を実現するにふさわしい探究課題を設定するとともに，探究課題の解決を通して育成を目指す具体的な資質・能力を設定する，探究的な学習の中で，各教科で育成する資質・能力を相互に関連付け，実社会・実生活の中で総合的に活用できるものとなるよう改善されている．

また，教科等を越えたすべての学習の基盤となる資質・能力を育成するため，課題を探究する中で，協働して課題を解決しようとする学習活動や，言語により分析し，まとめたり表現したりする学習活動（比較する，分類する，関連付けるなどの，「考えるための技法」を活用する），コンピュータ等を活用して，情報を収集・整理・発信する学習活動（情報や情報手段を主体的に選択，活用できるようにすることを含む）が行われるように示されている．

さらに，自然体験やボランティア活動などの体験活動，地域の教材や学習環境を積極的に取り入れること等は引き続き重視することを示している．

3．保　健

本稿で扱う「保健」とは，小学校の体育科，中学校および高等学校の保健体育科で学習する保健授業のことを指す．保健の授業は小学校3年次から始まり，小学校では保健領域，中学校では保健分野，高等学校では科目保健と呼び，各校種で学習する保健の内容や配当時間が学習指導要領で規定されている．

また，保健授業を実施するために作成する学習指導案は，授業の設計図であり，教育実習生においても，それは書かなければならないものから，書けなければならないものになりつつある．したがって，保健体育科教育法の授業で学習指導案作成法を身に付けておく必要がある．学習指導案の書けない者の多くが，学習指導要領解説の内容を理解できていない場合が多い．学習指導案の作成には，「学習指導要領解説」を参照する必要があるため，その内容（どこに，なにが，どのように書かれているか）を理解しておくことは，教員を目指す学生にとってきわめて重要なことである．

1）体育科，保健体育科の改訂

ア　小学校，中学校および高等学校を通じて，「体育科，保健体育科では，これらの課題を踏まえ，心と体を一体としてとらえ，生涯にわたって健康を保持増進し，豊かなスポーツライフを実現する資質・能力を育成することを重視する観点から，運動や健康に関する課題を発見し，その解決を図る主体的・協働的な学習活動を通して，『知識・技能』，『思考力・判断力・表現力等』，『学びに向かう力・人間性等』を育成することを目標として示す．」としている．

イ 「体育科，保健体育科における学習過程については，これまでも心と体を一体としてとらえ，自己の運動や健康についての課題の解決に向け，積極的・自主的・主体的に学習することや，仲間と対話し協力して課題を解決する学習等を重視してきた．これらを引き続き重視するとともに，体育科，保健体育科で育成を目指す『知識・技能』，『思考力・判断力・表現力等』，『学びに向かう力・人間性等』の3つの資質・能力を確実に身に付けるために，その関係性を重視した学習過程を工夫する必要がある.」としている.

ウ 「体育科，保健体育科の指導内容については，『知識・技能』，『思考力・判断力・表現力等』，『学びに向かう力・人間性等』の育成を目指す資質・能力の三つの柱に沿って示す」とするとともに，体育については，「児童生徒の発達の段階を踏まえて，学習したことを実生活や実社会に生かし，豊かなスポーツライフを継続することができるよう，小学校，中学校，高等学校を通じて系統性のある指導ができるように示す必要がある.」としており，保健においては，「健康な生活と疾病の予防，心身の発育・発達と心の健康，健康と環境，傷害の防止，社会生活と健康等の保健の基礎的な内容について，小学校，中学校，高等学校を通じて系統性のある指導ができるように示す必要がある.」としている.

2）小学校保健領域の改善

保健領域においては，「身近な生活における健康・安全についての基礎的・基本的な『知識・技能』，『思考力・判断力・表現力等』，『学びに向かう力・人間性等』の育成を重視する観点から内容等の改善を図る．その際，自己の健康の保持増進や回復等に関する内容を明確化するとともに『技能』に関連して，心の健康けがの防止の内容の改善を図る．また運動領域との一層の関連を図った内容等について改善を図る.」としている.

また，生涯にわたって健康を保持増進する資質・能力を育成することができるよう「知識及び技能」「思考力，判断力，表現力等」「学びに向かう力，人間性等」に対応した目標内容に改善すること，自己の健康の保持増進や回復等に関する内容を明確化し「技能」に関連して心の健康，けがの防止の内容の改善を図るとともに運動領域との一層の関連を図った内容等について改善することとしている.

3）中学校保健分野の改善

保健分野については，「個人生活における健康・安全についての『知識・技能』，『思考力・判断力・表現力等』，『学びに向かう力・人間性等』の育成を重視する観点から内容等の改善を図る．その際，心の健康や疾病の予防に関する健康課題の解決に関わる内容，ストレス対処や心肺蘇生法等の技能に関する内容等を充実する．また，個人生活における健康課題を解決することを重視する観点から，健康な生活と疾病の予防の内容を学年ごとに配当するとともに，体育分野との一層の関連を図った内容等について改善を図る．」としている．

保健分野の技能については，ストレスへの対処や心肺蘇生法等の応急手当を取り上げ，個人生活における健康・安全に関する基本的な技能を身に付けるよう指導することが重要である．その際，実習を取り入れ，それらの意義や手順および課題の解決など該当する知識や思考力，判断力，表現力等との関連を図ることに留意する必要がある．

4）高等学校科目保健の改善

「科目保健」については，2016（平成28）年12月の中央教育審議会答申において「個人及び社会生活における健康・安全についての総合的な『知識・技能』，『思考力・判断力・表現力等』，『学びに向かう力・人間性等』の育成を重視する観点から内容等の改善を図る．その際，少子高齢化や疾病構造の変化による現代的な健康課題の解決に関わる内容や，ライフステージにおける健康の保持増進や回復に関わる内容および一次予防のみならず，二次予防や三次予防に関する内容を改善するとともに，人々の健康を支える環境づくりに関する内容の充実を図る．また，「体育」と一層の関連を図り，心身の健康の保持増進や回復とスポーツとの関連等の内容等について改善を図る．」としている．

「科目保健」の技能については，心肺蘇生法等の応急手当を取り上げ，個人および社会生活における健康・安全に関する基本的な技能を身に付けるよう指導することが重要である．その際，実習を取り入れ，それらの意義や手順および課題の解決など，該当する知識や思考力，判断力，表現力等との関連を図ることに留意する必要がある．

5）体育科の目標

教科の目標については，従前「心と体を一体としてとらえ，適切な運動の経験や健康・安全についての理解を通して，生涯にわたって運動に親しむ資質や能力の基礎を育てるとともに健康の保持増進と体力の向上を図り，楽しく明るい生活を営む態度を育てる」としていたものを次のように改善を図っている．

「体育や保健の見方・考え方を働かせ，課題を見付けその解決に向けた学習過程を通して，心と体を一体として捉え，生涯にわたって心身の健康を保持増進し豊かなスポーツライフを実現するための資質・能力を次のとおり育成することを目指す．

①その特性に応じた各種の運動の行い方および身近な生活における健康・安全について理解するとともに，基本的な動きや技能を身に付けるようにする．

②運動や健康についての自己の課題を見付けその解決に向けて思考し判断するとともに，他者に伝える力を養う．

③運動に親しむとともに健康の保持増進と体力の向上を目指し，楽しく明るい生活を営む態度を養う．」

このことは，中央教育審議会答申において，学校教育法第30条2項の規定を一層明確化するためすべての教科等において，資質・能力を示す3つの柱を踏まえ，各教科等を共通した目標の示し方としたためである．

また，体育や保健の見方・考え方を働かせることを通して，「体育科，保健体育科においては，各種の運動がもたらす体の健康への効果はもとより，心の健康も運動と密接に関連している」ことを実感できるようにし，生涯にわたって心身の健康を保持増進し豊かなスポーツライフを実現するための資質・能力を育むことが大切であることを強調したものである．

なお，「知識及び技能」「思考力，判断力，表現力等」「学びに向かう力，人間性等」については，課題をみつけ，その解決に向けた学習過程を通して相互に関連させて高めることが重要である．

さらに，体育科，保健体育科においては，生涯にわたって運動に親しむこと，健康の保持増進および体力の向上についての「学びに向かう力，人間性等」を相互に密接に関連させて育成する中で，現在および将来の生活を健康で活力に満ちた楽しく明るいものにすることが大切であることを示している．

6）保健分野の目標

保健分野の目標については，従前「個人生活における健康・安全に関する理解を通して，生涯を通じて自らの健康を適切に管理し，改善していく資質や能力を育てる」としていたものを，保健体育科の目標を踏まえ①知識及び技能，②思考力，判断力，表現力等，③学びに向かう力，人間性等の資質・能力の3

つの柱で整理し，次のとおり示している．

①個人生活における健康や安全について理解するとともに，基本的な技能を身に付けるようにする．

②健康についての自他の課題を発見し，よりよい解決に向けて思考し判断するとともに，他者に伝える力を養う．

③生涯を通じて心身の健康の保持増進を目指し，明るく豊かな生活を営む態度を養う．

7）科目保健の目標

「科目保健」の目標については，従前，「個人及び社会生活における健康・安全に関する理解を深めるようにし，生涯を通じて自らの健康を適切に管理し，改善していく資質や能力を育てる」としていたものを，保健体育科の目標を踏まえ，柱書と①知識及び技能，②思考力，判断力，表現力等，③学びに向かう力，人間性等の資質・能力の３つの柱で整理し，次のとおり示している．

保健の見方・考え方を働かせ，合理的，計画的な解決に向けた学習過程を通して，生涯を通じて人々が自らの健康や環境を適切に管理し，改善していくための資質・能力を次のとおり育成する．

①個人および社会生活における健康・安全について理解を深めるとともに，技能を身に付けるようにする．

②健康についての自他や社会の課題を発見し，合理的，計画的な解決に向けて思考し判断するとともに，目的や状況に応じて他者に伝える力を養う．

③生涯を通じて自他の健康の保持増進やそれを支える環境づくりを目指し，明るく豊かで活力ある生活を営む態度を養う．

8）保健の構成

「保健については，『保健の見方・考え方』を働かせて，三つの資質・能力を育成する観点から，健康に関する『知識・技能』，健康課題の発見・解決のための『思考力・判断力・表現力等』，主体的に健康の保持増進や回復に取り組む態度等の『学びに向かう力・人間性等』に対応した目標，内容に改善している．その際，健康な生活と疾病の予防，心身の発育・発達と心の健康，健康と環境，傷害の防止，社会生活と健康等の保健の基礎的な内容について，小学校，中学校，高等学校を通じて系統性のある指導ができるように示す必要がある.」としていることを踏まえ,「知識及び技能」「思考力，判断力，表現力等」の内容構成としている.

4．保健教育の内容

学習指導要領の保健の単元を表 4−1 に示した.

1）小学校（保健領域）の内容の取扱い

保健領域については，第3学年・第4学年では,「健康な生活」および「体の発育・発達」の知識と思考力，判断力，表現力等の指導内容を明確にし，内容を構成している.

また,第5学年・第6学年では,「心の健康」「けがの防止」の知識および技能,「病気の予防」の知識とそれぞれの思考力，判断力，表現力等の指導内容を明確にし，内容を構成している.

なお，運動領域との関連を重視する視点から,「健康な生活」「体の発育・発達」「病気の予防」については，運動に関する内容を充実して示している.

保健領域の内容とねらいは，次のとおりである.

ア　健康な生活

健康な生活については，健康の大切さを認識するとともに，家庭や学校における毎日の生活に関心を持ち，健康によい生活を続けることについて課題を見付け，それらの解決を目指して基礎的な知識を習得したり，解決の方法を考えそれを表現したりできるようにすることがねらいである.

このため，本内容は，健康の状態は，主体の要因や周囲の環境の要因がかかわっていること，健康に過ごすには1日の生活の仕方が深くかかわっていること，生活環境を整えることが必要であることなどの知識と健康な生活についての思考力，判断力，表現力等を中心として構成している.

イ　体の発育・発達

体の発育・発達については，年齢に伴う変化および個人差，思春期の体の変化などについて課題を見付け，それらの解決を目指して基礎的な知識を習得したり，解決の方法を考えそれを表現したりできるようにすることがねらいであ

表4−1　学習指導要領の保健の単元

小学校	中学校	高等学校
1. 健康な生活 2. 体の発育・発達 3. 心の健康 4. けがの防止 5. 病気の予防	1. 健康な生活と疾病の予防 2. 心身の機能の発達と心の健康 3. 傷害の防止 4. 健康と環境	1. 現代社会と健康 2. 安全な社会生活 3. 生涯を通じる健康 4. 健康を支える環境づくり

る.

このため，本内容は，体は年齢に伴って変化すること，思春期になると体に変化が起こること，体をよりよく発育・発達させるには，適切な運動，食事，休養および睡眠が必要であることなどの知識と体の発育・発達についての思考力，判断力，表現力等を中心として構成している.

ウ　心の健康

心の健康については，心は年齢とともに発達することおよび心と体には密接な関係があることについて理解できるようにすることおよび，不安や悩みなどへの対処について課題を見付けそれらの解決を目指して知識および技能を習得したり解決の方法を考え判断するとともにそれらを表現したりできるようにすることがねらいである.

このため，本内容は，心はいろいろな生活経験を通して年齢に伴って発達すること，また，心と体とは密接に関係していること，さらに，不安や悩みなどの対処にはいろいろな方法があることなどの知識および不安や悩みなどへの対処の技能と心の健康についての思考力，判断力，表現力等を中心として構成している.

エ　けがの防止

けがの防止については，けがが発生する原因や防止の方法について課題を見付け，それらの解決を目指して知識および技能を習得したり，解決の方法を考え判断するとともにそれらを表現したりできるようにすることをねらいとしている.

このため，本内容は，交通事故や身の回りの生活の危険が原因となって起こるけがなどを取り上げ，けがの起こり方とその防止，さらには，簡単な手当が理解できるようにすること，簡単な手当をすることなどの知識およびけがの手当の技能とけがの防止についての思考力，判断力，表現力等を中心として構成している．

オ　病気の予防

病気の予防については，病気の発生要因や予防の方法，喫煙，飲酒，薬物乱用が健康に与える影響などについて課題を見付けそれらの解決を目指して知識を習得したり，解決の方法を考え，判断するとともにそれらを表現したりできるようにすることがねらいである．

このため，本内容は，主として病原体が主な要因となって起こる病気と生活習慣病など生活行動が主な要因となって起こる病気の予防には，病原体を体の中に入れないことや病原体に対する体の抵抗力を高めることおよび望ましい生活習慣を身に付けることが必要であること，喫煙，飲酒，薬物乱用などの行為は，健康を損なう原因となること，地域において保健にかかわるさまざまな活動が行われていることなどの知識と病気の予防についての思考力，判断力，表現力等を中心として構成している．

2）中学校（保健分野）の内容の取扱い

(ア) 資質・能力の育成に向けた内容構造の見直し

保健については，「保健の見方・考え方」を働かせて，保健に関する資質・能力を育成する観点から，健康に関する「知識及び技能」，健康に関する課題の発見・解決等のための「思考力，判断力，表現力等」に対応した内容を示すこととした．その際，従前の内容を踏まえて「健康な生活と疾病の予防」「心身の機能の発達と心の健康」，「傷害の防止」および「健康と環境」の4つの内容で構成している．

(イ) 内容の改訂

個人生活における健康に関する課題を解決することを重視する観点から，従前から示されていた中学校における基礎的な知識，ストレス対処や心肺蘇生法等の技能に関する内容および健康にかかわる事象や健康情報から自他の健康に関する課題を発見し，よりよい解決に向けて取り組む思考力，判断力，表現力等の内容を示すこととした．その際，従前の内容を踏まえるとともに，個人生活における健康に関する課題を解決することを重視する観点から配列を見直し，「健康な生活と疾病の予防」「心身の機能の発達と心の健康」「傷害の防止」

および「健康と環境」の4つの内容で構成している．

また，小学校および高等学校の「保健」の内容を踏まえた系統性ある指導ができるよう，次のような改訂を行っている．

㋐健康な生活と疾病の予防

「健康な生活と疾病の予防」については，個人生活における健康に関する課題を解決することを重視する観点から，内容を学年ごとに配当することとした．その際，現代的な健康に関する課題への対応および指導内容の系統性の視点から，健康の保持増進には，年齢，生活環境等に応じた運動，食事，休養および睡眠の調和のとれた生活を続ける必要があること，生活習慣病などは，運動不足，食事の量や質の偏り，休養や睡眠の不足などの生活習慣の乱れが主な要因となって起こること，また，生活習慣病の多くは，適切な運動，食事，休養および睡眠の調和のとれた生活を実践することによって予防できることを示し，生活習慣病などの予防でがんを取り扱うことを示している．

さらに，「健康な生活と疾病の予防」についての思考力，判断力，表現力等を育成する視点から，新たに，健康な生活と疾病の予防について，課題を発見し，その解決に向けて思考し判断するとともに，それらを表現することを示している．

㋑心身の機能の発達と心の健康

「心身の機能の発達と心の健康」については，従前の内容の理解を深めることにするとともに，新たに，ストレスへの対処についての技能の内容を示している．また，心身の機能の発達と心の健康についての思考力，判断力，表現力等を育成する視点から，新たに，心身の機能の発達と心の健康について，課題を発見し，その解決に向けて思考し判断するとともに，それらを表現することを示している．

なお，保健分野と体育分野の相互の関連を図るため，引き続き，「A体つくり運動」など体育分野の指導との関連を図った指導を行うものとしている．

㋒傷害の防止

「傷害の防止」については，従前の内容に加えて，心肺蘇生法などの応急手当の技能の内容を明確に示している．また，傷害の防止についての思考力，判断力，表現力等を育成する視点から，新たに，傷害の 防止について，危険の予測やその回避の方法を考え，それらを表現することを示している．

なお，保健分野と体育分野の相互の関連を図るため，引き続き，水泳など体育分野の指導との関連を図った指導を行うものとしている．

㋓健康と環境

「健康と環境」については，従前の内容の理解を深めることにするとともに，健康情報を適切に選択し，健康と環境についての思考力，判断力，表現力等を育成する視点から，新たに，健康と環境に関する情報から課題を発見し，その解決に向けて思考し判断するとともに，それらを表現することを示している．

3）高等学校（科目保健）の内容の構成

「科目保健」の内容については，個人および社会生活における健康・安全に関する理解を通して健康についての総合的な認識を深め，保健の見方・考え方を働かせ，生涯を通じて自他や社会の健康に関する課題を解決していくための資質や能力の育成を図ることに重点を置き，小学校，中学校の内容を踏まえた系統性のある指導ができるよう，次のような改訂を行っている．また，指導に当たっては，心と体を一体的に捉えるとともに，「保健」と「体育」の内容を密接に関連付けて取り扱うよう配慮するものとしている．

内容のまとまりについては，個人および社会生活における健康課題を解決することを重視する観点から，従前の「現代社会と健康」「生涯を通じる健康」および「社会生活と健康」の3項目を「現代社会と健康」「安全な社会生活」「生涯を通じる健康」および「健康を支える環境づくり」の4項目としている．内容については，個人および社会生活に関する事項を正しく理解し，思考・判断・表現できるようにするため，他教科および小学校，中学校の内容との関連を考慮して高等学校における基礎的事項を明確にしている．

具体的には，個人および社会生活における健康課題を解決することを重視する観点から，精神疾患やがんを含めた生活習慣病などの現代的な健康課題の解決にかかわる内容，応急手当の技能を含めた安全な社会生活に関する内容，ライフステージにおける健康の保持増進や回復にかかわる内容および人々の健康を支える環境づくりに関する内容等を充実している．その際，心身の健康の保持増進の実践力を育成するため，単なる暗記や知識理解にとどまらず，自他の健康やそれを支える環境づくりに関心をもてるようにし，健康に関する課題を解決する学習活動を取り入れるなど，保健の資質や能力が育成されるよう指導方法の工夫を行うとともに，適切な意思決定や行動選択および健康を支える環境づくりが必要であることを示している．

ア　現代社会と健康

「現代社会と健康」については，わが国の疾病構造や社会の変化に対応して，健康課題や健康の考え方が変化するとともに，さまざまな健康への対策，健康増進の在り方が求められていることを踏まえて，現代における健康課題とその予防および対策について内容を整理し充実している．その際，国民の健康課題や健康の考え方を充実して示すとともに，現代の感染症とその予防，生活習慣病などの予防と回復，喫煙，飲酒，薬物乱用と健康について項目を立てて充実することとしている．特に生活習慣病などの予防と回復にがんを取り上げるとともに，精神と健康の内容を改善し，精神疾患の予防と回復の内容を新しく示し，より現代における健康課題に対応することとしている．なお，従前示されていた交通安全と応急手当については，新しい内容のまとまりである「安全な社会生活」に移動することとしている．

イ　安全な社会生活

「安全な社会生活」については，小学校，中学校の系統性および安全に関する指導を重視する観点から，新たに示すこととした．その際，従前「現代社会と健康」に示されていた交通安全と応急手当に関する内容を重視するとともに，高等学校の個人および社会生活に関する健康・安全を重視する観点から，交通安全を含めた安全な社会づくりを明確にした．また，心肺蘇生法等の応急手当についての技能の内容を明確にしている．

ウ　生涯を通じる健康

「生涯を通じる健康」については，従前の内容を踏まえて，生涯にわたって健康を保持増進していくためには，生涯の各段階の健康課題に応じた自己の健康管理と環境づくりが重要であることを示している．また，従前「社会生活と健康」に示されていた労働と健康について，生涯の各段階と関連が深いことから，ここに位置付けている．なお，これまで「生涯を通じる健康」に示されていた保健・医療制度および地域の保健・医療機関などの活用やさまざまな保健活動に関する内容は，自然環境，社会環境を含めた「健康を支える環境づくり」の内容に移動することとしている．

エ　健康を支える環境づくり

「健康を支える環境づくり」については，自然環境だけでなく，個人を取り巻く社会の制度,活動などの社会環境などが深くかかわっている．したがって，すべての人が健康に生きていくためには，個人が健康的な行動を選択するとともに，環境と健康，食品の安全性の確保のための環境づくりや保健・医療機関等の社会環境の活用を推進していくことが必要であるという考え方を重視し，内容を整理し明確にした．具体的な内容としては，従来「社会生活と健康」に示されていた自然環境を中心とした環境と健康，食品と健康を引き続き示すとともに，社会環境に関することとして，保健・医療制度および地域の保健・医療機関などの適切な活用，わが国や世界においてさまざまな保健活動や対策などが行われていることについての内容を，ここに位置付けている．さらに，健康に関する環境づくりと社会参加に関する内容を新たに位置付けている．

4）指導計画の作成と内容の取扱い

体育科，保健体育科の目標を達成するためには，学習指導を計画的に，しかも効率よく展開する必要がある．このため，学校や地域の実態，生徒の心身の発達の段階や特性等を十分考慮し，体育科は小学校6年間の見通しに立って，保健体育科は中学校および高等学校の3学年間を見通した上で目標や内容を的確に定め，調和のとれた具体的な指導計画を作成することが大切である．

（1）保健領域

保健領域に配当する授業時数について，第3学年および第4学年の2学年で8単位時間程度，第5学年および第6学年の2学年で16単位時間程度とすることとされており，配当時間に若干の幅をもたせてある．これは，体育科の目標を踏まえ，心と体を一体として捉え，たとえば，体ほぐしの運動と心の健康，けがの防止と運動の実践などの指導に当たって，運動領域と保健領域との密接な関連をもたせて指導するように配慮する必要があるためである．

また，保健領域における保健の授業は，効果的な学習が行われるよう適切な時期に，ある程度まとまった時間を配当することとされている．これは，保健領域の指導について児童の興味・関心や意欲などを高めながら，内容のまとまりを見通して効果的に学習を進めるためには，学習時間を継続的または集中的に設定することが望ましいことを示している．

（2）保健分野

中学校における保健体育の年間標準授業時数は，各学年105単位時間であり，3年間で315単位時間となっている．3学年間で各分野に当てる授業時数は，体育分野267単位時間程度，保健分野48単位時間程度を配当することとしている．このうち，体育分野の授業時数は，各学年にわたって適切に配当することとしている．

また，各分野に当てる授業時数は，たとえば，体ほぐしの運動と心の健康，水泳と応急手当などの指導に当たっては，体育分野と保健分野との密接な関連をもたせて指導するように配慮する必要がある．そのため3学年間で各分野に当てる授業時数は，若干の幅をもたせて「程度」とされている．

（3）科目保健

高等学校の「科目体育」の単位数は，従前どおり，標準単位数を7〜8としている．「科目体育」の単位数の各年次別の配当については，各年次継続して履修できるようにするとともに，各年次になるべく均分して配当することとしている．これは，知・徳・体の調和のとれた教育課程を編成するという観点と総則に示す「学校における体育・健康に関する指導」で求めている体力の向上，健康の保持増進，さらには，日常生活における適切な体育的活動の実践を促すという観点などによるものである．

「科目体育」の指導計画の作成に当たっては，特に，体つくり運動については，各年次で7〜10単位時間程度を，体育理論については，各年次で6単位時間以上を配当することとし，指導内容の確実な定着が図られるようにしている．体つくり運動における配当を7〜10単位時間程度としているのは，授業時数が2単位の学年については7単位時間以上とし，3単位の学年については10単位時間を目安として配当することを想定したためである．また，体つくり運動および体育理論以外の領域に対する授業時数の配当については，「その内容の習熟を図ることができるよう考慮するものとする」と示している．一方，「科目保健」は，原則として入学年次およびその次の年次の2カ年にわたり履修させることとなっており，標準単位数は，従前と同様2単位である．

「保健」については，小学校第3学年から中学校第3学年まで毎学年学習することとなっている．高等学校では，これに継続して学習させることによって，学習の効果を上げることをねらったものである．

なお，「入学年次及びその次の年次の2か年にわたり履修する」こととしたのは，高等学校においてもできるだけ長い期間継続して学習し，健康や安全についての興味・関心や意欲を持続させ，生涯にわたって健康で安全な生活を送るための基礎となるよう配慮したものである．

引用文献

文部科学省（2018）小学校学習指導要領（平成29年告示）解説　体育編．東洋館出版社，pp67－172．

文部科学省（2018）中学校学習指導要領（平成29年告示）解説　総則編．東山書房，pp1－34．

文部科学省（2018）中学校学習指導要領（平成29年告示）解説　保健体育編，東山書房，pp1－23，pp206－248．

文部科学省（2018）中学校学習指導要領（平成29年告示）解説　総合的な学習の時間編．東山書房，pp5－7．

文部科学省（2019）高等学校学習指導要領（平成30年告示）解説　保健体育編・体育編，東山書房，pp197－236．

［柿山　哲治］

5章

教材研究

1．教材と教具

1）教　具

教具というのは，簡単にいうと教授・学習のために用いる道具である．たとえば，黒板，チョーク，視聴覚機器，実験器具，実習に用いる道具，授業に用いるポスターなどが教具になる．同じ教室にあっても，机やいすは教具とはいわないようである．

2）教　材

これに対して，教材とは，教授・学習の材料となるものである．そのため教科書は教材の代表的なものだとされている．また，教材という用語は，単元（教育内容の一定のまとまり）のことを指して使われる場合がある．しかし,「教材」という用語を使う意義が一番大きいのは，狭い意味で教材を次のように定義した時であろう．

「教材とは，教育目標を達成するため，つまり教育内容をつかませるために用いる素材である．」

2．教材研究

1）教材研究とは何か

教材研究とは，授業を効果的なものにするために，授業で用いる教材や授業展開について研究し，必要な準備をすることである．

教材研究の重要性について，横須賀（1979）は「もし，学校とか授業とかの専門でない人に『授業のよしあしを決定するのは何ですか』と聞かれることが

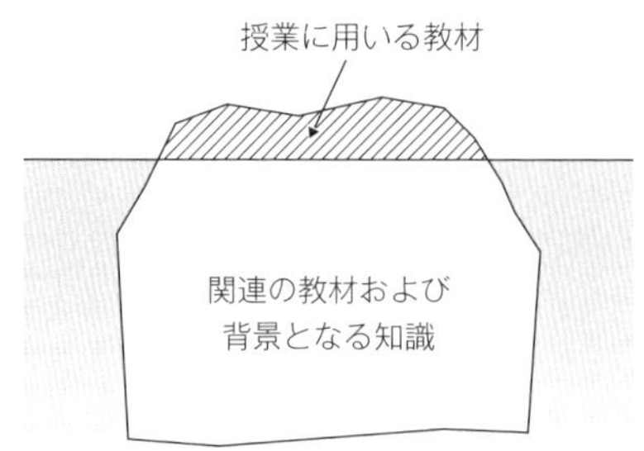

図5−1　教材研究の必要性を示す「氷山の図」

あれば，『7，8割は教師の教材研究です』と答えたい」と述べている．

田村（1981）は，教材研究には次の3つの側面があると指摘している．

①教材解釈：教科書の単元などのように，すでにある教材について研究し，その教材で何をつかませるのかを明らかにすること．

②教材づくり：教育内容をつかませるために，実際の指導に用いる教材を選択したり作成したりすること．

③指導案づくり：具体的な授業過程を想定して，学習指導案などの指導計画を作成すること．

何の教科でも授業というのは教科書に書いてあることをそのまま教えることではない．授業とは，教師が教材研究の過程を通してその教材を扱う意味を考え，つかませる中身（教育内容）を考えたうえで，準備した「教材」を提示し指導を行うことなのである．教材の代表といわれる教科書も，一度教師の手を通らないと本当の意味での「教材」にはならない．

教材研究の大切さを説明するのにしばしば氷山が例にだされる（図5−1）．実際に指導に用いる教材を1とすれば，授業をするうえで知っておかねばならない事柄は，関連の教材や教材の背景となる情報を含めると，最低でも10はあると考えなければいけない．1時間の授業の影には，その何倍もの時間の教材研究が必要というわけである．

3．教材研究の方法

1）教科書教材

保健体育科の教科書は，1時間分に2ページ程度が割り当てられているが，そのまま読むだけなら10分もかからない分量である．以前に比べて，かなり改善されてきたものの，いずれにしても教科書だけで授業はできない．

> 問題　教科書と授業の関係についての以下の文中にある（　）の中に各々，適当な助詞を1つ入れなさい．
> ・教科書（　）教えるのではなく，教科書（　）使って教えるという考え方をすることが，有意義な授業をするためには必要である

上記の問題は，読者の注意を引くために作ったもので，あまり厳密なものではないが，一応，最初の（　）には「を」を，次の（　）には「も」を入れたらどうかと私は考えている．「教科書を教える」という発想はよくないということをわかってもらえればよい．

また，教科書教材を均等に扱うのでなく，「保健行動の形成に役立つかどうか」を1つの目安にして，より重点的に扱う題材を選ぶほうがよい．

2）教育目標と教育内容の検討（教材解釈）

授業を行うにあたっては，「その授業で生徒に何をつかませるのか」を明確にすることがきわめて重要であるが，何をつかませるかを決める際には，「学習指導要領」「自分自身（教師）が教材に対してもつ疑問」「生活における行動の目標」の3つの方向から考えていく．

（1）学習指導要領

まず，学習指導要領の解説を読んでおくことは，当然必要である．しかし，学習指導要領については，生活における行動の目標といった点から，ある程度批判的に検討したほうが，教科書の問題点をみつけるのにも役立つし，授業の質も高くなると考えられる．

（2）自分自身の疑問

森（1979）は，教材研究に関して，教材に対する問いかけをすることが大切だとしている．教師自身が教材に対する疑問をもつことは大変に重要である．

たとえば，教科書に使われている図表には，意味のわかりにくいものがあるかもしれない．その他，教科書の中の用語などについても「どういう意味なのだろう」と考えてみることが必要である．いろいろ疑問を追求していくと「なぜこの教材を扱う必要があるのだろう」という大きな疑問につきあたることがある．大切な事実を発見することもある．

著者は，自分自身の疑問をもって調べることの意義を，田村（1981）の説明を参考にして以下のようにまとめてみた．

①疑問をもって調べていくことにより，教材に対する疑問が深まったり，最終的に理解が深まったりする．
②発見する喜びを味わい，その感動を生徒にも経験させたいと思う．
③生徒が教材に対してもつ疑問を，ある程度推測できる．
④授業中に行う発問についてのヒントがえられる．
⑤自分の本当に伝えたい内容を明らかにすることができる．

少し補足すると，④で発問についてのヒントが得られると述べたが，「自分自身の疑問」と「発問」は，あくまでも別のものである．一般には，自分自身の疑問をそのまま発問にするようなことはやめたほうがよい．それは，自分自身の疑問では，普通，その解答の範囲が，広いものや内容的に難しいものになる傾向があるのに対して，発問では，解答の範囲を限定した，考えやすいものにしなければならないからである．発問には工夫が必要なのである．

（3）生活における行動の目標

まず，扱う単元や題材に関して，「生活における行動の目標」を明確にすることが必要である．そして，中・長期的な行動の目標をきちんと設定したうえで，それを達成するために必要となる事柄（行動を導くために必要な知識や技術）を行動科学の観点から選んで教育内容とすることが大切である．

3章に「学校健康教育の内容体系案」における教育内容選定の考え方を示している．また，著者ら（1999）の論文では，おおまかな行動目標を入れた教育目標（3章参照）を，各系列の大項目のレベルまで提案しているので，教育目標と教育内容を検討する際には，これらを参考とされたい．

4．教材づくり

今後の保健授業においては，生徒の活動を活かした授業展開が現在以上に求められるので，教材づくりにおいては生徒が行う「作業課題」の選定が非常に重要となるであろう.「作業課題」については後述することとし，以下では，まず，それ以外の事柄から指摘していく.

1）歴史的視点

どちらかというと，教材解釈についての補足に近いかもしれないが，教材づくりや教材解釈をするうえで，歴史的視点から教材を考えることは大切だと思われる.

人類が進化の過程を経て生まれてきたこと，人類の祖先が四足歩行から二足歩行に変化したことなどは，私たちの体を理解するためにとても大切である．また，衣食住の歴史や健康問題の歴史を知ることは今後の健康問題や取るべき行動を考えるために大切である.

また，多くの人々が反対したにもかかわらず建設が強行され，莫大な費用と労力の無駄使いに終わった宍道湖淡水化計画，長良川河口堰の問題や開門調査を求める漁業者，開門に反対する干拓地の営農者と国の間の裁判が長期化した諫早湾干拓事業問題などの歴史を知っておくことは，行政に対する市民監視の必要性を確認するために重要である.

2）典型的事例

典型的事例に基づいて話を進めると，単なる事項の解説ではわからないような現実の問題点を，生徒に気づかせたり解決策を考えさせたりすることができる.

一例をあげよう. 住田（1985）は, 医療品の安全性と健康について, 宮本（1981）の記述をもとに文章教材を作成した．その教材では，被害者がサリドマイド剤の入った睡眠薬や胃腸薬を用いた時の状況や動機，また四肢に障害をもつ赤ん坊が生まれたことを知った時のショックなどが短い物語の形で述べられている.

この教材を通して，「安全だといわれていた薬が実は危険きわまりないものであったということ」および「サリドマイド禍だけでなく，わが国で起こった薬禍・公害事件の多くにおいて，結果的に加害者側に味方した厚生省の姿勢がその被害を拡大させてきたということ」などを学ばせようとしたのである（1章の注1「薬害エイズ事件」を参照）．

公害に関しても，単にその種類や原因物質を学ぶだけでは不十分である．原田（1972）が示したような，公害がもたらした悲惨な現実や被害の発生を防げなかった経緯を事例的に学ぶことによって初めて，このような被害を二度と出してはいけないという気持ちや公害を防止するために大切なことは何なのだろうかという関心が生まれると考えられる．

5．興味を引く話題と発問

1）興味を引く話題

授業全体の骨組みをなすような典型的事例でなくても，授業の所々に，生活に結びついた話題や，健康問題の現実を明らかにするような話題を入れると，授業が生き生きとしたものになり，内容の理解が促されるであろう．

また，新聞やテレビ番組にも，健康問題に関する興味深い内容の記事やプログラムが大変に多い．大学3年生に毎日欠かさずに新聞を読んでいる者がどのくらいいるか聞いてみたところ，残念ながらあまり多くなかった．新聞をろくに読まないような者が保健の授業を担当するなどは，問題外であることを認識してもらいたい．

2）興味を引く発問

扱う内容によっても多少は異なるが，一般的には，発問中心の授業展開は保健の授業には向いていないのではないかと考えている．「発問を組織して生徒を促し，ついには，生徒が大切な事実を発見し授業が山場を迎える」というような授業が，もしもできれば感動的かもしれないが，第1にそういう授業は難しくてなかなかできない，第2に，大切な事実はそう一所懸命考えた末にわかるというのではなく，すぐに提示されても，それ程悪くはない場合も多いのではないか．つまり，もっと時間を有効に使えるかもしれないということである．

思考を促すといっても，生徒の側の事前の準備もなしに，授業中に少し考えるとか少し話し合うくらいのことでは，保健問題を自ら解決するような力は，なかなか付かないであろう．それよりも,「自分で調べる」「技術を覚える」「自分でやってみる」などの活動を通して,保健問題を自分のこととしてダイナミックに考えさせることのほうがはるかに大切なのではないだろうか．

発問の使い方としては，発問中心の展開にこだわらずに，発問によって生徒の興味を引いたり関心をもたせたりできるような場合に，部分的に用いるのがよいと思う．

たとえば，人の体については興味深い話が多くあるので，それに関して発問を作るとおもしろいものができやすい．その一例として，住田（1987）などにおいて「汗とからだ」についての授業で用いられた発問（ここではあらかじめ用意した問題の用紙が生徒に配布される）を簡単に紹介しよう．

その中の1つでは，精神性発汗について，「チンパンジー，ネコ，20歳の女性を宙返りするジェットコースターに乗せた．そして，各々，冷汗が出るかどうかを調べた．結果はどうだったろう」という内容の問題を出し，生徒に選択肢の中から答えを予想させている．また，次の時間の温熱性発汗についての授業には，「能動汗腺の数」「発汗の起こりやすさ」および「汗の中の塩分の濃度」について，日本人と熱帯の人とを比較して考えさせる問題を出している．

6．作業課題

1）作業課題の重要性

保健教育においては，生徒が現在および将来の生活においてどのような行動をできるようになってほしいのかを，教育内容を考える際の出発点とすべきである．そして，そのような行動につながるような知識や技術に関する情報を提供するように，教育内容を構成しなければならない．また，体験的な学習や問題解決的な学習は，現実の行動への般化（generalization）が起きるためにきわめて重要であり，保健教育においては，このような生徒の主体的な活動を前提とした学習を積極的に取り入れなければならない．

本書では，生徒が授業中や生活の場において行う活動を「作業」と表現しており，作業の内容を示す言葉を「作業課題」と呼んでいる．

今後の保健教育においては，授業案の作成にあたって，どのような作業課題を用いることができるかを検討することが，もっとも重要なのではないか．2章で述べた，説明（興味深い話題），板書，発問，指示などに関する検討は，作業課題の検討をした後に行うべきものといえよう．

時間の制約のため，全体のバランスを考えると毎回多くの作業時間をとることはできないかもしれないが，これまでとは発想を変えて，まず作業を第1に考え，作業だけでは足りない部分の情報伝達を効率的に行うというような取組も，ある程度は試みられてよいのではと思う．

著者の担当する「保健科教育法」でも，グループリポートの作成と一部のグループによる保健の模擬授業という「作業」を，講義の重要な部分として位置付けている．また，浅野（1994）は，大学の授業を変える意欲的な試みとして，学生の活動を中心とした授業展開をいくつも紹介しているので，これも参考としていただきたい．

ところで，作業課題はいくつかの類型に分けることができる．授業中に行う作業課題の多くは「保健の技術」のいずれかに深い関係をもつと思われる．また，家庭で行う作業課題のほとんども，これと深いかかわりをもつであろう．

2）授業中に行う作業

まず，保健学習や学級活動での保健指導で行える作業課題について述べる．

（1）練習問題型

a. **練習問題**：その場で練習問題に取り組み，解答を考えたり，思考を深めたりする．

b. **サブノートやワークブック**：自分で考えたり，教科書などの中から答えを捜して書き入れたりして，内容を完成させるような形式のものである．おもに，穴うめ式や記述式が中心となっている．

（2）調査型

a. **調査**：教科書や教材，本などから，何かの事柄に関して調べ，それを書きだす．たとえば，広告とか商品のラベルなどから何かを調べることなどがある．

b. **測定・検査**：数，頻度，程度などの測定をする．たとえば，呼吸数，心拍数，血圧，体温，照度，気温，湿度，騒音，二酸化炭素濃度，細菌などの測定・検査がある．

c. 観察：自分や他の人の行動観察をしたり，自然の中の動物，植物の観察をしたりする．

d. 図表の利用：大切な事実を見つけるために，図表を作成したり，図表のデータを読み取ったりする．

（3）実験・実習・体験型

a. 実験：理科の実験に近いようなものである．タバコの害に関する実験などがある．

b. ロールプレイ：状況と役割を決めて，教室の前などでその役を演じる．「せりふ」などはなるべく自分で考えるようにする．いろいろな対応の仕方を学ぶ．

c. 作成：

①健康や安全のために実際に役立つ道具の作成．

②保健行動形成のための工夫：ある保健行動を実行するための工夫にはどんなものがあるか考える．そして，それを「行動に先立つ働きかけ」と「行動に伴う働きかけ」に分けて，表にまとめる．

d. 実習：保健行動に関する実習をする．習得すべき技術の内容が明確になっている場合に，技術の熟達をめざして行う．

e. 体験：特別活動の時間や「総合的な学習の時間」を利用して，ボランティア活動，その他を実際に体験する．

（4）リポート・発表型

a. リポート作成：調べたことをリポートにまとめる．調べたり，まとめたりする過程で思考が深まることを期待するわけである．また，教科書や教材に関して疑問に思うことや意見などをリポートにまとめることもよいであろう．

b. 発表：調べてきたことを皆の前で発表する．発表することは生徒にとっても大変にうれしいことである．

（5）話し合い型

a. 議論：ある問題について，全体やグループで意見を出し合って議論をする．たとえば，「妊娠中絶」の問題についてなど．議論の過程での思考の深まりを期待する．

b. 答えの相談：練習問題や発問などに関して，近くの席の人と答えを相談する.

(6) ゲーム型

a. ゲーム：ゲームの形式で保健の知識や技術を学ぶ.

b. シミュレーション・タイプ・ゲーム：擬似的に行動を体験することにより行動に関する知識や技術を学ぶ.

c. グループ・ワーク：自己や他者の尊重，他者の感情の理解や意思伝達などにかかわる学習を，ゲーム的要素を取り入れたグループ活動によって行う.

3) 放課後や家庭における作業

(1) 調査型

放課後や家庭で行う作業としては，調査タイプのものが主になるであろう.

a. 調査：何かの事柄に関して調べる．調査の種類には以下のようなものがある.

①文献調査

②インタビューによる調査

③物品などに関する調査

④家や施設に関する調査

⑤地域の保健活動に関する調査

b. 測定・検査：

①環境にかかわること：水，空気，光，暑さ，土，音，振動，臭いなど

②体にかかわること：体温，心拍数，血圧，呼吸数など

c. 観察：

①生活行動の観察および記録

②生き物の観察および記録

(2) リポート型

a. リポート作成：比較的大きな課題について，調べたことをリポートにまとめる.

(3) 実習型

実習型の作業もたくさん考えられるであろう．生活行動と深く結びついた内容なので，家族や保護者の協力を求めることも必要となろう.

a. 作成：

①健康や安全のために実際に役立つ道具の作成や使用

②保健行動形成のための工夫

b. 保健行動の練習：特定の保健行動を，試しに1〜2週間程度実行してみる．そして，問題点や感想，実施のための工夫などについて簡単なリポートにまとめる．

c. 参加：地域の保健活動や家庭の保健活動に参加する，または役割を分担する．

引用文献

住田　実（1985）授業を変える魅力的な教材づくり－「医療品の安全性と健康」の授業を変える－．体育科教育，33：33－36，p35．

住田　実（1987）「授業書」方式による保健の授業．森　昭三，和唐正勝編著，保健の授業づくり入門．大修館書店，pp238－245．

田村　誠（1981）保健学習の指導計画．吉田瑩一郎，森　昭三編著，保健科教育．ぎょうせい，pp172－174．

横須賀薫（1979）教材が教材となるとき－教材研究とはどういうことか－．横須賀薫，石川宏子，石井重雄ほか著，教科別教材研究のしかた．あゆみ出版，p8．

参考文献

浅野　誠（1994）大学の授業を変える16章．大月書店．

原田正純（1972）水俣病．岩波書店．

家田重晴，西岡伸紀，後藤ひとみほか（1999）学校健康教育の内容体系化に関する研究（3）－各系列の目標，内容及び校種配当－．学校保健研究，41：223－245．

宮本真左彦（1981）サリドマイド禍の人びと－重い歳月のなかから－．筑摩書房．

森　昭三（1979）「保健科教育法」教育の理論と実践－すぐれた保健授業の創出をめざして－．東山書房．

［家田　重晴］

6章

保健教育の方法

1．行動科学を基本とする

「行動科学を基本として保健教育を行うべきである」という著者（1998）の主張は，学校健康教育の内容体系案の教育内容選定の基本的考え方と重複する部分もあるが，大切な考え方だと思うので，ここに紹介する．

「行動科学を基本とする」とは，医学・公衆衛生学を中心とした従来の「保健の科学」を，行動科学の考え方を基本として組み立てなおすということである．具体的には，以下のような事柄が重要だと考えている．

①詳しい教育内容を決めるために，中・長期的な行動の目標を定めて，それを達成するために必要となる事柄を行動科学の観点から選ぶ．第1に，行動に関する情報（行動の詳細な情報と行動の理由）を提供し，第2に，行動自体の技術的側面，行動の影響要因への対処や行動形成を促す工夫など，行動につながるような知識や技術（行動コントロールの方法を含めて）を扱うことが必要である．

②健康問題の予防・解決の手順を取り上げるという実践的なアプローチをする．

③学習者にとって自分自身や自分自身の行動との関連が明確となるように教育内容を選択するとともに，学習活動において学習者の作業や体験を重視する．

④人々の健康や安全に対する社会制度や法律の影響に注目し，健康・安全を守るために社会に働きかける必要性およびその方法について扱う．

⑤直接に行動の目標が定めにくい事柄（体や発育の学習など）についても，行動（自己評価，発達保障のための行動など）との関連をできるだけ明確に示し，その学習意義をより明らかにしようとする．

2．学習形態と保健の授業形式

1）学習形態

学習を行う集団の大きさという面から学習の形態を分けると，一斉学習，グループ学習，個別学習の３つに分類できるだろう．まず，それぞれの学習形態の特徴について述べ，続いて，個別学習の典型であるオープン・エデュケーションなどについて見ていくことにしよう．

（1）一斉学習

主として学級単位の集団を対象として，一度に，全員に同じ課題を学習させる方式を「一斉指導」という．「一斉学習」は，これを学習者の立場からみた時の用語である．また，一斉学習の特徴は，教師が学級全員に対して「指示」を出すことによって，学習活動を一斉に進行させていく点にある．

一斉学習の長所には，次のようなものがあるだろう．

①全員に同じ内容の学習をさせることができる．

②情報の伝達を効率的に実施できる．

③考え方や経験，能力などの異なる，いろいろな生徒を含む集団を対象としている点を活かせる場合がある．

逆に，一斉学習の問題点としては，次のようなものが考えられよう．

①「画一的」な，「つめ込み」の授業になりやすい．

②あらかじめ定められた結論に向かって授業が進んでいくので，生徒が受身の学習態度になりやすい．

③一人ひとりの生徒に目が届きにくい．

学校においてはティーム・ティーチングの導入が進められているが，これまでと同じ一斉授業の方法で教師の人数だけを増やすというのでは，少し工夫が足りないであろう．以下に示す個別学習やグループ学習を，効果的に取り入れることが望まれる．

（2）個別学習とグループ学習

a. グループ学習：グループ学習には能力，学力等によって分かれて学習する「能力別学習」と，学級の中で小集団に分かれて共通の内容について学習していく「班別学習」とがあり，各々性格を異にしている．体育の授業では，授業の一部に班別学習や個別学習の形態がしばしば取り入れられているようである.

b. 個別学習：個別学習では，生徒に個別の課題が与えられる．そして，生徒は自分のペースで自分の学習課題に取り組んでいく．また，とくに，「学習の個性化」によって，子どもの特性を伸ばすためには，子どもが自分で学習課題を捜したり，興味のある学習内容を選んだりすることも必要となろう．一斉指導と対照的に，個別学習では各々の生徒が主体となり学習が進んでいき，教師は補助的な役割を果たす.

前節で紹介したゲーム形式の授業などでは個別学習が行われることも多いであろう.

（3）オープン・エデュケーション

個別学習を学校教育全体の基礎に位置づけた教育形態は「オープン・エデュケーション」と呼ばれている.

近年，日本の公立学校の中にも一部の活動にオープン・エデュケーションの要素を取り入れるところが出てきている．とくにオープン・スペース（多目的教室)をもっている学校は多様な教育活動を工夫している．その代表的な例が，愛知県東浦町立緒川小学校，岐阜県池田町立池田小学校，富山県福光町福光中部小学校，愛知県知多郡北部小学校，静岡県島田市立初倉小学校などにみられる.

著者はテレビ番組で緒川小学校のオープン・エデュケーションの様子を少し見たことがある.そこではオープン・スペースに教科ごとの「店」が開いていて，児童は一人ひとり自分でその時間に学習する教科を選び，その教科のコーナーへ行って学習を始める．学習の進度が自分でわかるようになっているので，自分の進み具合に合わせて，「じゃあ，国語はこのあたりでやめて，あとは算数の勉強にしよう」ということもできるのである．また，「子ども同士で教え合うこと」も普通に行われているようである.

ところで,オープン・エデュケーションの場合には通常の一斉授業の場合と，教師の果たすべき役割もかなり異なっている．オープン教育的な発想で教育活動を行うためには，教師は「教師が教える，教え込むという意識」を「子どもが学び取るという意識」に変え，相談役とか，学習のパートナーとして生徒に対することが必要である.

複数の教師が複数の学級，学年を相手にチームを組んで教えたりするティーム・ティーチングの方法も含まれている．

（4）イエナプラン教育の方法

「イエナプラン教育」は，「ドイツで始められオランダで広がった，一人一人を尊重しながら自律と共生を学ぶオープンモデルの教育」（日本イエナプラン教育協会）である．「自分自身をよく知り，他の人の良さを知り，他の人たちに貢献する市民を育成することを狙った教育」（FutureEdu Tokyo, 2017）という説明も見られる．

学級は，通常3学年にわたる子どもたちから構成されている．教室は，共同生活の場（リビングルーム）として，教員と生徒が学びやすい環境を自ら整えていくが，異年齢の子どもたちがともに座るグループ机が置かれている．また，机などは軽い材質でできていて，動かしていつでも子どもたちが車座に座っての話し合い（サークル対話）をできるようにしてある．学習活動では，「サークル対話」の形式が繰り返し使われる．また，子どもが自ら問いを設定して，各自でそれを探究する「ワールドオリエンテーション」という学び方にも特徴がある．

2）学習効果を高めるための試み

（1）協同学習法

学習効果を高めるための学習法の1つとして協同学習法について，杉江（2008）の説明から，その一部を紹介する．

協同学習法の特色は，「学習者の習得を高めることができること」と「学習の過程で豊かな同時学習ができること」である．

一般的な授業の流れは，次のとおりである．

①教師による本時の課題提示

②教師の解説

③スモールグループによる取組み

④全体交流（グループ発表を含む）

⑤教師のまとめ

このようなステップを1単位時間に1回か2回踏む．

次に，集団課題を与える場合には，「この問題について，グループの誰が指名されても説明できるようにしなさい」「グループで一番適切だと思う答えを

1つ考え出しなさい」といった指示を出すのがよい．それによって学習者が何を話し合えば良いかがよくわかるようになる．

グループでの話し合いの際，それぞれのメンバーに「司会者」「発表者」「記録者」「連絡係」などの役割を与えることも効果的である．

グループサイズは4～6人が普通である．

グループの中では，互いを高めるという意識づけを行ったうえで，相互評価の機会を設けることが望ましい．また，話し合いが自分や仲間一人ひとりにとってどのような意義があったかを振り返る機会を，要所要所でもつことが必要である．

3）保健授業の形式

高橋（1996）は保健授業に適した授業形式として，講義形式，発問形式，集団討議形式，ロール・プレイング，ゲーム形式などをあげている．これに，作業形式を加えて，それぞれの特徴を簡単に説明しよう．

（1）講義形式

講義形式のよい点は伝達される情報量が多いことであり，悪い点は生徒の主体的な活動がないこと，面白みのない授業になりやすいことなどである．講義形式は一斉授業で用いられる．

（2）発問形式

生徒の興味を引くという点ではよい．生徒の思考を促すような発問はなかなか難しく，ねらいどおりにうまくいかない場合が多い．時間があまりかからないようなものを扱うほうがよいと考えられる．発問の答えを隣同士やグループで考えさせることもできる．

（3）集団討議形式

皆の前で意見をいう練習にもなるので時には用いたいが，教師が論点を明確にして提示しないと，議論が散漫になって時間が無駄になるおそれもある．グループを用いるほうが，生徒が議論に参加しやすいであろう．

（4）ロール・プレイング

ある設定された場面で決められた役割を演じる．対人的技術の練習になる．あらかじめ決められたシナリオにそって行う方法とシナリオから考える方法がある．ここでもグループによる活動を利用することが可能である．

(5) ゲーム形式

楽しく学べるのが長所である．また，シミュレーション・タイプのゲームでは技術的な面まで学ぶことができる．高橋（1996）は「人命救助ゲーム」という大変に興味深いシミュレーションゲームを紹介している．また，一部にペーパー・ティーチングマシンの形式を取り入れた喫煙防止のための教材「スモークバスター」も，これまでにない画期的な教育用ゲームとなっている．これらは，個別学習の要素ももっている．

(6) 作業形式

作業形式は，生徒自身が多様な活動を行うものである．本書では上記の（3）～（5）の形式も「作業」の中に位置付けているが，作業には，これらの他にもいろいろな種類がある（5章参照）．

作業形式は，実際の行動により近い点があるので，学習の効果は大きいと考えられる．しかし，実施にかなり時間がかかることと，事前の準備が大変なことが多い点などが問題となるので，どのような教育内容に作業形式を用いるかを，よく検討しなければならない．

3．目標に関する検討

1）方向目標と到達目標

「方向目標」というのは，「こうあってほしい」という指導の方向（願い）を示す目標である．3章で述べたように，著者らの学校健康教育の内容体系案では，教育目標を学習者の方向目標の形で「～について理解し，～できる」のように，行動に関する部分とその前提となる理解に関する部分から構成した．前述のように，保健（健康）教育においては，生活における行動目標の設定が，教育内容を選ぶための出発点となるべきである．

次に，「到達目標」というのは，学習者が到達すべき目標を具体的な行動の形で表現したものである．

「本時の目標」のような短期的目標は，具体性の高い到達目標で示すようにしたい．授業の終了時において，目標が達成されたか否かを調べるためには，方向目標よりも到達目標のほうが都合がよいからである．

なお，野村（1981）は「子どもの学習意欲を高め，授業改善に役立つ評価は，

表6−1　保健の単元目標例

中学校	Ⅰ．健康な生活と疾病の予防	生活行動が健康に与える影響について理解し，健康的な生活によって病気の予防を図ることができる．
	Ⅱ．心身の機能の発達と心の健康	心身の機能の発達や心の健康について理解し，心身の発達や健康保持のために必要な生活行動をとることができる．
	Ⅲ．傷害の防止	傷害の起こり方や防止法について理解し，適切な対策を取ることによって安全な生活を送ることができる．
	Ⅳ．健康と環境	健康を守るための望ましい環境について理解し，適切な環境を保護するための行動をとることができる．
高等学校	Ⅰ．現代社会と健康	生活行動と健康の関連および生活行動の実施に影響する要因について理解し，健康的な生活行動をとることができる．
	Ⅱ．安全な社会生活	安全な社会づくりや応急手当について理解し，適切な対策を取ることによって安全な生活を送ることができる．
	Ⅲ．生涯を通じる健康	生涯の各段階における健康問題や職場における健康・安全問題を理解し，適切な予防・対処法をとることにより，健康的な生活を送ることができる．
	Ⅳ．健康を支える環境づくり	環境問題，食品衛生の問題，保健・医療制度と地域の保健・医療機関や健康に関する環境づくり等について理解し，環境や健康を守るための行動や積極的な社会参加をすることができる．

到達目標をもととした到達度評価であろう」と述べている．

2）3つの目標とその書き方

（1）単元目標（方向目標：単元全体の目標）（表6−1参照）

①著者らの方法では，「〜について理解し，〜することができる．」の形式で書く（主語は，「生徒は」だが，なくてもわかるので省略する）．

②単元目標は，「単元」全体の目標であるため，通常は個々の題材名が目標の文に入らないような，包括的な表現をすることになる．

たとえば，高等学校の場合，題材が「国民の健康課題」「現代の感染症とその予防」「生活習慣病などの予防と回復」「薬物乱用と健康」「精神疾患の特徴」のいずれであっても，単元目標は「現代社会と健康」の単元目標として，すべて同一のものを書く．基本的には，単元目標には1つ1つの題材名を入れないようにする．

③高等学校の「現代社会と健康」の単元目標例

・生活行動と健康の関連および生活行動の実施に影響する要因について理

解し，健康的な生活行動をとることができる．

④3章の表3-3（p45），「1．生活行動」「5．環境」「6．安全」「9．発育・老化と健康」などは，単元目標を考える際の参考となる．

（2）各題材についての「生活における行動の目標」（方向目標）

①それぞれの題材に関して，現在あるいは将来の生活において，どのようなことができるようになったらよいかを，5つ程度書くようにする（主語は，「生徒は」だが，省略してもよい）．

②「～する（ことができる）」（この場合は，「理解する」などの外側からみえない行動を示す言葉は使わない），あるいは，「～について（～を）理解し，～する（ことができる）」（この場合は，後の「～する」には，「理解する」などの外側からみえない行動を示す言葉は使わない）．

③「生活における行動の目標」の一例をあげておく．

・お酒を飲めない人がいることを理解し，（将来，）飲めない人にはお酒を勧めない．

・将来，お酒を飲むようになっても，一気飲みをしない・させない．

なお，タバコ・喫煙に関しては，以下のように必ず非喫煙者の立場から記述すること．

・大人になってもタバコを吸わない．

・喫煙者に，受動喫煙をさせない場所で吸うようにお願いする．

④できれば，関係機関や企業などに何かを要望する，あるいは身の回りの人に何かを勧めるなど，「責任ある市民」としての行動も含めるようにするとよい．

・役所や保健所に飲食店の全面禁煙が進むよう要望したり，飲食店に直接，全面禁煙を要望したりする，など．

（3）各題材についての「授業の到達目標」

①授業の終了時点で，できるようになっていることを5つ程度書く．

学習指導案には，これらの5つを総合したような目標を書く（主語は「生徒は」だが，省略してもよい）．

②「～について（～を）説明する（できる）」のような形で，外側からみえる生徒の行動を示す言葉を入れて書く（下記リスト参照）．

討議する，選択する，挙げる，図示する，比較する，対照する，言い換える，述べる，例示する，説明する，区別する，要約する，分類する，予測する，適用する，結論づける，計画する，理論化する，など

なお，「理解する，気づく，望む，改善する」などの外側から見えない行動を示す言葉は使わないこと．

(4)「授業の到達目標」の一例をあげておく

・食物に含まれる栄養素とその働きを説明する（できる）．

・体に必要な栄養素を説明する（できる）．

・栄養上のニーズを満たすための食事内容を例示する（できる）．

このような到達目標の表現上の利点は，まず生徒が目標を把握しやすいし，また教師も授業に臨む際に，より強く評価に関する意識をもつことになり，目標，展開，評価の一貫した授業をしやすいことである．

4．学習指導案

1）学習指導案とは何か

学習指導案は，教案，授業案などとも呼ばれ，普通，1単位時間の授業を行うための指導計画案および学習計画案として書かれたものを指す．

学習指導案（以下，指導案と略す）は，映画や舞台劇の台本（シナリオ）にあたるもので，授業の進行の手順を示すために書くが，計画の大筋だけを書く略案（粗案）と，発問，指示，板書，説明等の内容まで細かく示す細案（密案）に大別される．

指導案の作成には手間が掛かるので略案で済ませる場合が多いが，本当に授業を進める助けとなるためには，実際の授業場面を想像して，教師の活動と生徒の活動を，文字どおり「台本」のように書いておくことが必要であろう．

学習指導案を書くことには次のような意味がある．

①実際の授業を具体的に想定した指導案を作っておくことは，授業を円滑に進めるうえで大変に役立つ．

②実際の授業を具体的に想定した指導案を作ろうとすることが教材研究につながり，それが授業の質を高める．

③教師や生徒の活動を詳しく書いた指導案があると，授業の研究をする時に助けとなる．

なお，教育実習の際には，学校によって指定される指導案の様式がかなり異なるので，どのような様式で書くのかを事前に聞いてくることが望ましい．

2）学習指導案に書く内容

（1）基本的事項

日時，場所，学年・組，人数，教科書，教具（教材），指導者名（実習生，指導教員）などがある．

（2）単元および指導計画

a. 単元名：保健に関しては，単元とは，たとえば高等学校の「現代社会と健康」や「生涯を通じる健康」のような大領域を指すと考えればよい．なお，体育に関してはスポーツの種目などが単元にあたるようである．

b. 単元について：通常の授業の指導案には書かないことが多いが，教育実習の研究授業の際には，以下の事項について詳しく書くことを求められる場合が多い．

①単元（または教材）について

②単元（または教材）と生徒の関係

「単元観（教材観）」および「単元（または教材）の意義」では，その単元（または教材）をなぜ授業で扱う意義があるのかという点に関して，現代の社会における問題点や学習指導要領のねらいなどを考慮して書く．なお，「系統的にみた位置」として，今回の指導内容の特徴を明らかにするために，他の単元（教材）との関係や，他学年における類似または同一の単元（教材）の取り扱いとの関係について書く場合もある．

「単元（または教材）と生徒の関係」では，単元（または特定の教材）に対する生徒の興味や認識（考え方）を予想して書いたり，生徒の経験や能力（発達段階）との関係について，こんなことはできそうだという期待まで書いたりできるとよいであろう．

なお，「単元（教材）と生徒の関係」を「生徒観」と「指導観」の２つに分けて示す場合もある．

c. 単元目標：単元目標は，単元についての考察の結果に基づいて設定すべきものである．時間がなければ学習指導要領の解説に示してある単元（大領域）のねらいを，そのまま写しておいてもかまわないが，本当は「生活における行動の目標」をきちんと検討したうえで，自分で書くことが望ましい．なお，単元目標は中期または長期の目標である．

d. 指導計画（配当時間）：中学校の「心身の機能の発達と心の健康」の単元に12 単位時間をあてるとすれば，この 12 時間に「身体機能の発達」「生殖にかかわる機能の成熟」「精神機能の発達と自己形成」等の項目（小単元）をどのように振り分けるかを書き，単元全体の構成を配当時間とともに示すような作業を行う．

さらに，たとえば本時の題材が「ストレスへの対処」であれば，それが全体の何時間にあたるのかを，はっきりとわかるようにしておかなければならない．

（3）本時の学習指導

a. 題材名：ここでは，その時間で扱う内容または教科書の範囲を代表するような項目の名前（題材名）を書くことになる．題材と小単元が同じ場合もあるが，いくつかの題材をまとめて小単元としている場合も少なくない．

b. 本時の目標：本時の目標は，その時間の授業で生徒が達成すべき短期の目標である．目標については，次項に述べる．

c. 授業展開：「授業展開」の部分には「授業の流れ」をわかりやすく示すようにする．

3）授業展開部の形式

（1）授業展開部の形式例

a.「過程」または「段階」の部分の形式：時間の経過に伴う授業過程の区分は，従来，「導入」－「展開」－「整理」の 3 段階とされてきたが，近年ではこれと異なる区分もみられる．

すなわち,「課題把握」－「問題分析・問題追求」－「整理」の 3 段階とか,「つかむ」－「追求する」－「深める」－「発展させる」－「まとめる」の 5 段階などである．

しかしながら，これらの授業区分は，授業の狙いおよび展開がそのように限定されている場合に用いるものであって，すべての授業に共通して用いることのできるような区分ではない．

表6−2　学習指導案の伝統的な形式

過　程	時　間	学　習　内　容	学　習　活　動	指導上の留意点

表6−3　評価の観点を入れた形式

過　程	時　間	学　習　内　容	形　態	指導上の留意点	評価の観点

b. 伝統的な形式（表6−2）：以下に示す形式は従来から多く用いられてきた形式の代表的なものである．

①「時間」配分は学習項目ごとまたは項目のまとまりごとに，5〜15分ずつの配分をしておく．また，間違えるかもしれないと思ったら，最初からの累積時間を（　）に入れて書いておいてもよい．

②「学習内容」は目次にあたるところなので，学習内容の項目を少し細かく書いておく．とくに重要な所には印をつけておく．

③「学習活動」には,「〜を知る.」「〜を読む.」「〜を調べる.」などのように，生徒を主語にするように，生徒主体で書く．また，教師の発問を枠で囲んで書いておく．

④「指導上の留意点」には，「〜させる.」「〜に注意して説明する.」などのように，教師を主語に，指示や留意点について書く．また，評価の観点もここに書くとよい．

⑤句読点を必ず用いるようにする．

⑥なお，「学習内容」のところは「指導内容」という項目名にしたり，またそれだけでなく，「　〜　が　〜　だということをつかませる」などのように，詳しく指導内容を書く場合もある．その場合には書く内容が重複しないように，「学習活動」のところに書くことを変えていく必要がある．

表6-4 「働きかけ」と「反応」を中心とした形式

学習内容	教師の働きかけ	予想される子どもの反応	留意事項・資料

c. 評価の観点を入れた形式（表6-3）：

①教師の中には「評価の観点」がないものは「指導案」ではないという人もいる．評価の観点を書くべきだというのは，形成的評価（7章参照）を重視する考え方である．

②「評価の観点」には，生徒の学習活動の，どんな点を，いかに評価するか，を書く．

③「形態」または「学形」などとあるのは，「学習形態」のことで，ここには，一斉学習，グループ学習，個別学習などの区分を書く．

④「形態」のところを「形態・資料」として，教科書以外の教材や道具などで授業に用いる資料を書いておいてもよい．

d.「働きかけ」と「反応」を中心とした形式（表6-4）：

①発問中心の授業を想定した指導案の形式である．教師の活動を「教師の働きかけ」のところにそのまま書くことができるので，授業をする側からすれば，その点はありがたい．

②発問に対する生徒の反応を書くので，発問が適切かどうかをチェックするのにはよいと思われる．

（2）指導過程における導入，展開，整理の役割

実際には導入部，展開部，整理部を厳密に区分することはできないが，授業の最初のあたりを「導入」，最後を「整理」とし，その間を「展開」とすると，各々は次のような役割をもつものと考えられよう．

a. 導入（はじめ）

①前時または以前の学習内容を確認する．

②それと本時の学習内容とのつながりを簡潔に説明する．

③本時の学習内容を簡単に紹介する（本時の「見通し」ができるように）．

④本時の学習内容に対する興味づけと方向づけを行う．そのために新聞記

表6–5　授業展開部の形式の1例

過　程 （時間）	学習活動 （教師の活動）	指導・支援上の留意点 評価の観点

事など，生徒に身近な話題を用意しておかなければならない．

b. 展開（なか）

①題材に関する大切な考え方をつかませる．

②行動につながるような情報や技術があれば，それを扱う．

③事項解説型の授業にならないように，典型的な事例や，いくつかの例を用いて全体を説明していく．

④生徒が現在や将来の生活との関連について考えるようにする．

⑤作業など，生徒の活動をできるだけ組み込むようにする．

⑥生徒が授業目標を達成できているかを確かめながら授業を進める．

c. 整理（おわり）

①生徒が本時の学習内容を把握しているかどうかを確認する．

②生徒が学習内容を自分自身にかかわる問題として捉えられたかを確認する．

③次回の学習内容を予告する．

④次回までにやってくる宿題（作業など）の指示をする．

5．保健の学習指導案の作成

1）学習指導案の書式

基本的事項と単元名，題材名（本時），および単元目標，本時の目標を書く欄がある．過程（時間配分）を入れて，表6–5のような形式で書いてみよう．

●作　業：　～　を　～　する.

生徒を指名する.

●説　明：～は～です.
～が～なので～になります.

●指　示：～を～しなさい.

●発　問：～は～でしょうか．次のうちから
答えよう.
1.～，2.～，3.～，4.～

●板　書：

図6−1　教師の活動の書き方

2）各欄の記載内容

（1）過程・時間配分

「過程」は大まかに,「導入」−「展開」−「整理」, あるいは「はじめ」−「なか」−「おわり」に分けておけばよい．時間配分は，基本的には1つの到達目標に対して5～15分の時間配分をしておく．その他，作業を行う時間などについて必要に応じて，時間の配当をする．この場合には，かかる時間を（　）に入れて書いて区別する.

（2）到達目標

授業中の到達目標については，5つ程度決めて別の場所に書いておくが，紙幅の関係から指導案には書かないようにする.

（3）学習活動

伝統的な書き方では，「学習活動」の欄には，生徒中心という考え方から，生徒の学習活動を，生徒を主語（省略）にして書くようであった．しかし，あえてすべての活動を生徒中心に書いてもあまり意味がないであろう.

そこで, 著者は「学習活動」の欄には,「生徒の活動」と「教師の活動」を両方,

以下のような要領で書くことをお勧めする（図6–1）.

①「教科書Ｐ○○，Ｌ○～○を読む.」のように，生徒の学習活動を書く.

②生徒の行う作業を枠で囲んで書く.

③教師の活動を枠で囲んで書いておく.

なお，全体を囲むのが面倒なときは，説明，指示，発問のように，活動の種類を示す言葉のみを囲むだけでもよい.

④教師のおもな，「説明」「指示」「発問」を枠に入れて書き込む．この際，教師自身の言葉でそれらを表現しておくことが大切である.

（4）指導・支援上の留意点・評価の観点

①説明などの際にとくに注意すべき点について書く.

②形成的評価の観点またはそれに応じた指導について書く.

③到達目標が達成されたかどうかを評価するための観点（何をいかに評価するか）を書く.

④また，資料等の教材の使用や板書の実施についても資料1，板書1，などと記入しておく.

（5）板書内容

板書内容は，「学習活動」「指導上の留意点」の欄の余っている所，あるいは用紙の裏側に，枠で囲んで，実際に行う板書と同じように書いておくとよい.

（6）“仮想授業”記録

近藤（1997）は，学生に授業案を「学習指導案」の形式で提出させたところ，ほとんどが子どもの動きをまったく意識していないかのような，“講義調”の授業になっていたと述べ，そのため，学習指導案でなく“仮想授業”記録という形を用いることを考え出したとしている.

近藤は，“仮想授業”記録づくりの要点を次のように述べている.

①記録するべき内容は，チャイムからチャイムまでの“すべてのできごと”とする.

②教師があらかじめ準備しておいた働きかけ（発問，指示，説明，板書）は一重枠で囲む（ただし，板書は破線）.

③子どもとのやりとりの中での教師の発言はカギカッコでくくる.

④生徒の名前は，実際に自分が担当する子どものものを用いる（まだ養成課程にある学生は，自分のクラスメイトのものを借用するとイメージがわき

すい）．

⑤生徒の発言は，そのつど名前を記入しカギカッコでくくる．

⑥教師の“心の動き”も書き込み，丸カッコでくくる．

⑦脚本の「ト書き」に当たるものも書き入れる．

詳しい説明は省くが，このように，授業の始めから終りまでの教師と生徒のすべての行動を予想してみることは，生き生きとした授業を創りだすためには，確かに重要であろう．

3）学習指導案例

学習指導案の様式（フォーマット）に決まりはない．これが正しいとか，これでなくてはいけないとか，決定版などはない．場面や目的によっても異なるし，同じ学校，先生でも使い分けることも多々ある．教育実習の場合は，実習校や指導教諭の指示に従うこと．

最近では，評価規準を柱にした学習指導案も活用されるようになってきた．ここには，小磯　透，大林直美および中京大学スポーツ科学部学校体育・保健実践研究ゼミナール学生による，評価規準を柱にした学習指導案の一例を示す（資料6−1）．

引用文献

FutureEdu Tokyo（2017）オランダで普及している「イエナプラン」教育から学ぶ，21世紀にふさわしい全人教育の形
< http://www.futureedu.tokyo/education-news-blog/2017/7/18/21/jenaplan-seminar-report >

家田重晴（1998）保健教育は行動科学を基本とすべきである．学校保健研究，40（Suppl.）：80−81，pp80−81．

近藤真庸（1997）保健授業づくり実践論．大修館書店，pp36−37．

日本イエナプラン教育協会　< http://www.japanjenaplan.org/ >

杉江修治（2008）協同学習法．日本教育大学院大学監修，高橋誠編著，教師のための「教育メソッド」入門．教育評論社，pp122−127．

高橋浩之（1996）健康教育への招待．大修館書店，p82．

参考文献

加藤幸次（1987）授業形態と授業環境−子どもが主体的，創造的に活動する「授業」

をつくる．東　洋ほか編．子どもと授業．岩波書店．
小倉　学編著（1977）小学校保健教育の計画と実践．ぎょうせい．
小倉　学編著（1981）中学校保健教育の計画と実践．ぎょうせい．
大島　明監修，中村正和，高橋浩之著（1991）スモークバスター．ぱすてる書房．
日本学校保健学会「養護教諭の養成教育のあり方」共同研究班（1994）これからの養護教諭の教育．東山書房．

［家田　重晴，小磯　透，大林　直美］

資料6−1　学習指導案例

○○高等学校保健体育科科目保健　学習指導案

保健体育科　○○　□□　印

Ⅰ　単元計画

①単元名　現代社会と健康
②対　象　　高等学校１年生　組（男子20名，女子20名，計40名）
③日　程　　令和元年　　月　　日（　　）～　　月　　日（　　）
④単元目標
・我が国の現代の健康課題を把握し，健康水準の向上，疾病構造の変化に伴い，個人や集団の健康についての考え方も変化してきている．また健康を保持増進するためにヘルスプロモーションの考え方に基づき，適切な意思決定や行動選択により，疾病等のリスクを軽減する．これら自らの健康を適切に管理することが必要であるとともに，環境づくりが重要であることを理解できるようにする．【知識・技能】
・現代社会と健康に関わる事象や情報から課題を発見し，疾病等のリスクの軽減，生活の質の向上，健康を支える環境づくりなどと，解決方法を関連付けて考え，適切な方法を選択し，それらを説明できるようにする．【思考力・判断力・表現力】
・現代社会と健康問題について改善策を考え，主体的に取り組むことができるようにする．【学びに向かう力・人間性】
⑤評価規準
・現代社会と健康問題について理解し，ヘルスプロモーションの考え方に基づいて，適切な意思決定や行動選択ができる【知識・技能】
・健康問題への予防と回復の手立てを考え，それを活用することができる【思考力・判断力・表現力等】
・学習課題に関心を持ち意欲的に取り組んでいる【主体的に学習に取り組む態度】
⑥指導計画　全8時（略）

Ⅱ　時案　本時（題材名：お酒の断り方）の指導計画（6/8時間目）

①日　程　　令和年　　月　　日（　　）　　限　11：10−12：00　　場所　　年　　組　　教室
②目　標
・飲酒の危険性を理解し，お酒を飲まない人生を送る知識，態度と行動を身に付ける．
・誘われた場合の断り方をアクティブラーニングの実践的学習を通して理解し，正しく説明し断ることができる技能を身に付け，実践できるようにし，その原則を見出す．
・飲酒の影響に関心を持ち，意欲的に学習できる．
③教材・教具
・検定教科書名　○□○社（教科書番号）該当ページ
・フラッシュカード14枚
・ポスター（身体への酒の影響）
・ホワイトボード（酒の誘われ方４シチュエーション）×8個
・ホワイトボード用ペン×8本
・タイマー
・指し棒
・プリント，ワークシート（①飲酒による死亡事故一覧・②断り方を考えてみよう！　③断り方の原則）各40枚

④学習指導の実際（時案）

指導内容	知能・技能	思考力・判断力・表現力等	主体的に学習に取り組む態度	評価・支援
○挨拶 前時の復習8分	おはようございます．保健の授業を始めます．			出欠確認 ・始めから席をグループごとにしておく
○前時で扱った基本の復習	投げかけ 「前回の基本の部分で飲酒が身体へ及ぼす影響を学びましたが覚えていますか？」,「思い出しながら，少し復習しましょう」			・お酒に関する身近な話題から，本時の学習に入りやすくする．

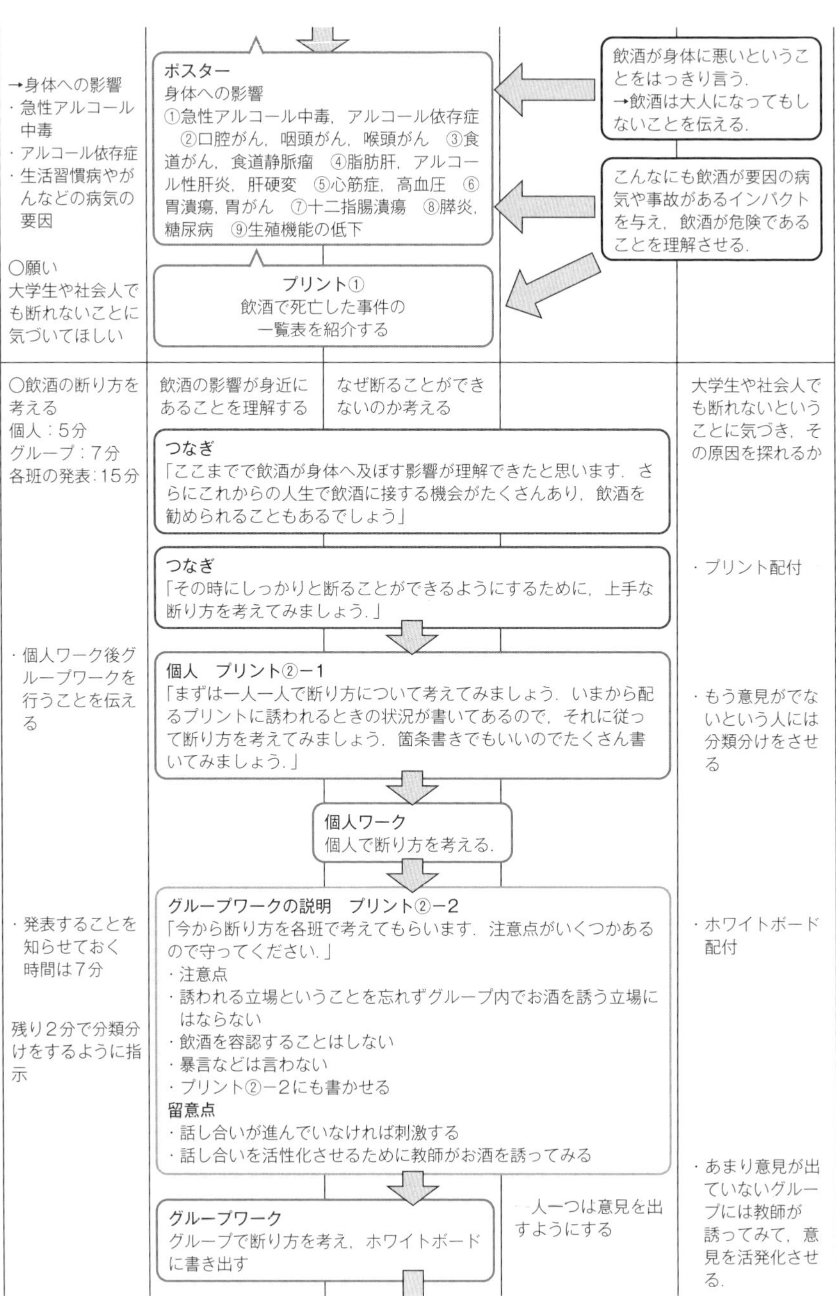

→身体への影響
・急性アルコール中毒
・アルコール依存症
・生活習慣病やがんなどの病気の要因
○願い
大学生や社会人でも断れないことに気づいてほしい
ポスター
身体への影響
①急性アルコール中毒，アルコール依存症　②口腔がん，咽頭がん，喉頭がん　③食道がん，食道静脈瘤　④脂肪肝，アルコール性肝炎，肝硬変　⑤心筋症，高血圧　⑥胃潰瘍，胃がん　⑦十二指腸潰瘍　⑧膵炎，糖尿病　⑨生殖機能の低下
飲酒が身体に悪いということをはっきり言う．
→飲酒は大人になってもしないことを伝える．
こんなにも飲酒が要因の病気や事故があるインパクトを与え，飲酒が危険であることを理解させる．
プリント①
飲酒で死亡した事件の一覧表を紹介する
○飲酒の断り方を考える
個人：5分
グループ：7分
各班の発表：15分
飲酒の影響が身近にあることを理解する
なぜ断ることができないのか考える
大学生や社会人でも断れないということに気づき，その原因を探れるか
つなぎ
「ここまでで飲酒が身体へ及ぼす影響が理解できたと思います．さらにこれからの人生で飲酒に接する機会がたくさんあり，飲酒を勧められることもあるでしょう」
つなぎ
「その時にしっかりと断ることができるようにするために，上手な断り方を考えてみましょう．」
・プリント配付
・個人ワーク後グループワークを行うことを伝える
個人　プリント②ー1
「まずは一人一人で断り方について考えてみましょう．いまから配るプリントに誘われるときの状況が書いてあるので，それに従って断り方を考えてみましょう．箇条書きでもいいのでたくさん書いてみましょう．」
・もう意見がでないという人には分類分けをさせる
個人ワーク
個人で断り方を考える．
・発表することを知らせておく
時間は7分
残り2分で分類分けをするように指示
グループワークの説明　プリント②ー2
「今から断り方を各班で考えてもらいます．注意点がいくつかあるので守ってください．」
・注意点
・誘われる立場ということを忘れずグループ内でお酒を誘う立場にはならない
・飲酒を容認することはしない
・暴言などは言わない
・プリント②ー2にも書かせる
留意点
・話し合いが進んでいなければ刺激する
・話し合いを活性化させるために教師がお酒を誘ってみる
・ホワイトボード配付
・あまり意見が出ていないグループには教師が誘ってみて，意見を活発化させる．
グループワーク
グループで断り方を考え，ホワイトボードに書き出す
一人一つは意見を出すようにする

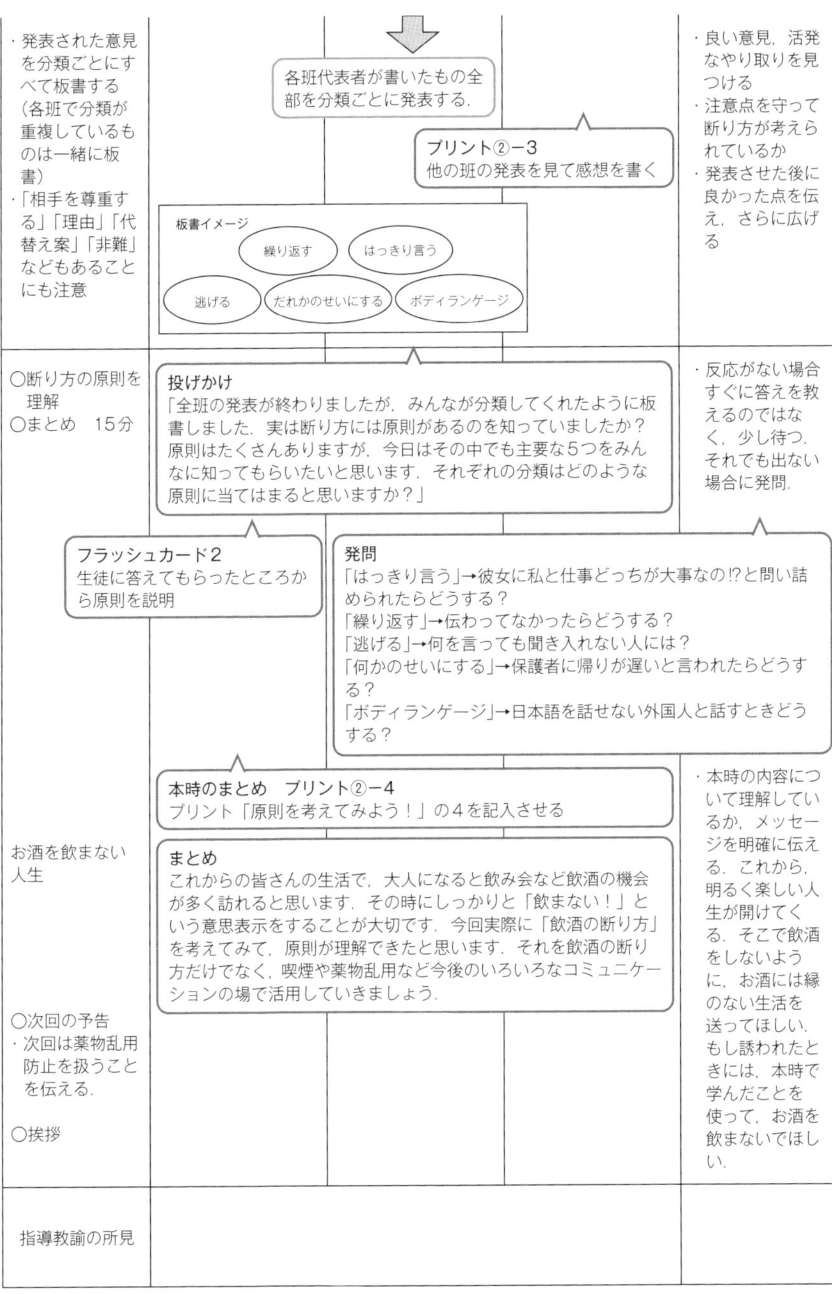

・発表された意見を分類ごとにすべて板書する（各班で分類が重複しているものは一緒に板書）
・「相手を尊重する」「理由」「代替え案」「非難」などもあることにも注意
各班代表者が書いたもの全部を分類ごとに発表する.
プリント②－3
他の班の発表を見て感想を書く
・良い意見，活発なやり取りを見つける
・注意点を守って断り方が考えられているか
・発表させた後に良かった点を伝え，さらに広げる
板書イメージ
繰り返す
はっきり言う
逃げる
だれかのせいにする
ボディランゲージ
○断り方の原則を理解
○まとめ　15分
投げかけ
「全班の発表が終わりましたが，みんなが分類してくれたように板書しました．実は断り方には原則があるのを知っていましたか？原則はたくさんありますが，今日はその中でも主要な5つをみんなに知ってもらいたいと思います．それぞれの分類はどのような原則に当てはまると思いますか？」
・反応がない場合すぐに答えを教えるのではなく，少し待つ．それでも出ない場合に発問．
フラッシュカード2
生徒に答えてもらったところから原則を説明
発問
「はっきり言う」→彼女に私と仕事どっちが大事なの⁉と問い詰められたらどうする？
「繰り返す」→伝わってなかったらどうする？
「逃げる」→何を言っても聞き入れない人には？
「何かのせいにする」→保護者に帰りが遅いと言われたらどうする？
「ボディランゲージ」→日本語を話せない外国人と話すときどうする？
本時のまとめ　プリント②－4
プリント「原則を考えてみよう！」の４を記入させる
お酒を飲まない人生
まとめ
これからの皆さんの生活で，大人になると飲み会など飲酒の機会が多く訪れると思います．その時にしっかりと「飲まない！」という意思表示をすることが大切です．今回実際に「飲酒の断り方」を考えてみて，原則が理解できたと思います．それを飲酒の断り方だけでなく，喫煙や薬物乱用など今後のいろいろなコミュニケーションの場で活用していきましょう．
・本時の内容について理解しているか，メッセージを明確に伝える．これから，明るく楽しい人生が開けてくる．そこで飲酒をしないように，お酒には縁のない生活を送ってほしい．もし誘われたときには，本時で学んだことを使って，お酒を飲まないでほしい．
○次回の予告
・次回は薬物乱用防止を扱うことを伝える．
○挨拶
指導教諭の所見

7章

授業の評価と研究

1．教育における評価

1）教育の評価とその目的

まず，教育の評価には，教える側に関する評価と学ぶ側に関する評価という2つの面があることをつかんでおこう．また，この2つの評価はまったく別々に行われるのでなく，互いに密接な関連をもっている．平たくいうと，生徒に関する評価をもとにして，教える側に関する評価を行うことも非常に多いということである．

教育が適正に行われるためには，教育目標，教育内容，教育方法，教育評価に一貫性が必要である（図7−1）．すなわち，何のために，何を，いかに教え，何によって評価するかという点が，互いに矛盾しないよう前もって準備されていなければならない．

なお，図7−1について補足すると，学ぶ側に関する評価の矢印を「目標」と「内容」にも向けてあるのは，教える側の目標・内容と学ぶ側の目標・内容とが一致しているかどうか，つまり，目標・内容が学ぶ側にとって本当に適したものになっているかを調べるという意味である．

2）授業に必要な3つの評価

次に少し観点を変えて，教師が授業を実施することに関連して必要となる評価について述べよう．

以下に示すように，授業に必要な評価には3つの種類がある．

（1）準備的評価（診断的評価）

準備的評価は，授業に先立って，教材と生徒の興味・認識・能力（発達段階）などとの関連を調べて，授業の内容や方法を検討したり，学習指導案の作成に

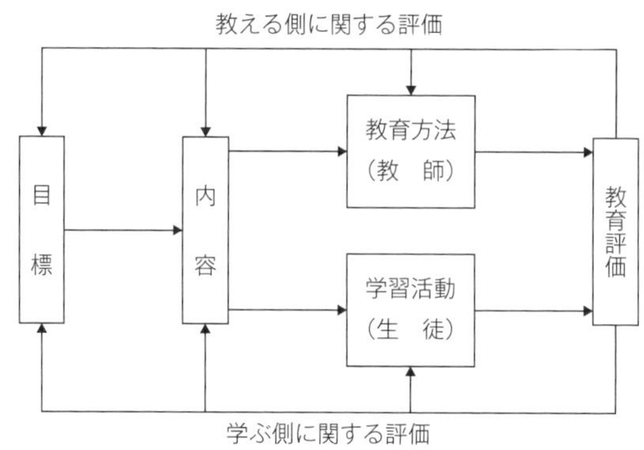

図7−1　教育評価の構造

役立たせたりするための評価である．また，これは，児童生徒の学習への動機づけの役割をもつこともできる．

（2）形成的評価

形成的評価は，授業場面において生徒の理解度や集中度を調べて，すぐにその授業中の指導に活かすための評価である．

（3）総括的評価

総括的評価は，授業，単元，学期などの終了時に，生徒が授業の目標をどの程度達成したかを調べ，それ以降や次年度の授業計画を立案するのに役立たせるための評価である．総括的評価には，①児童生徒，②授業の方法，③授業内容やカリキュラム，に対する評価という意味がある．

少し補足すると，まず，準備的評価は，わかりやすくいうと，生徒が教材に関して「どんなことを知っているか」「どんなことに興味をもつか」「どんなことができそうか」といった点について予想をしたり，調査したりすることである．事前調査の方法によっては，児童生徒の興味を引いて，学習意欲を沸かせることができるというわけであり，形成的評価というのは，教師が授業中に普通に実行している評価であり，逆にしないと困るものである．生徒がきちんと話を聞いているか，板書を写しているかを確かめたりするのも形成的評価なのである．そして，生徒が理解していないようであれば，少し予定を変えてでも，理解させるようその場で工夫していくことが大切である．総括的評価は，前項で述べた「教育評価」に位置づけられるものと考えてよいだろう．

なお，健康教育活動・カリキュラム評価の枠組みとしては，「プリシード/プロシードモデル」と呼ばれるものが有名である（吉田，1992）．

2．学習活動の評価

教師が児童・生徒に対して行う学習活動の評価は，結果的に段階的な評価として児童・生徒にフィードバックされることが多いが，初めから段階的な評価や評定のために評価をするものではない．たとえば，学習活動の場面において，児童・生徒に声掛けをすることがあると思うが，そのこと自体が評価であり，その声掛けのおかげで児童・生徒が次のステップに進めるのであれば，評価が学習改善につながった大変望ましい状況である．

教師が児童・生徒に声掛けをするにはそれなりの意味があるはずである．教師が設定した本時の目標に対して，児童・生徒がどのような学習状況にあり，どうしたら次のステップに進めるのかを考え，フィードバックするかが声掛けである．その状況を改めて振り返った時に，「十分に満足する」状況だったのか，「おおむね満足できる」状況だったのか，それとも「努力を要する」状況だったのかということが，結果的に段階的な評価となっているだけのことである．評価のための記録に追われ，児童・生徒に適切なタイミングでのフィードバックができていないのであれば本末転倒である．

また，学習活動の評価は，教えた内容に対して行うものである．そのため，学習場面において，児童・生徒に文章や発言によって理解したことを説明させる機会を設けたり，技能を身に付けたかどうかを評価する場面を設定したりすることが大切である．

1）目標に準拠した評価

学習指導要領では，児童・生徒の学習状況を分析的にとらえる「観点別学習状況の評価」と，総括的に捉える「評定」を「目標に準拠した評価」として実施することとしている．

（1）観点別学習状況の評価

平成 29～30（2017～2018）年に行われた学習指導要領の改訂では，各教科等の目標や内容を「知識及び技能」「思考力，判断力，表現力等」「学びに向かう力，人間性等」の資質・能力の３つの柱で再整理している．

これらの目標や内容に準拠した観点別学習状況の評価はそれぞれ「知識・技能」「思考・判断・表現」「主体的に学習に取り組む態度」になる．なお，評価の段階及び表示の方法については，３段階とすることが一般的である．

（2）総括的に捉える評定

観点別学習状況の評価を総括的に捉えるものとして評定がある．この評定は，いわゆる成績通知表に記載されるものであり，小学校高学年では３段階，中学校・高等学校では５段階で示されることとなっている．なお，小学校低学年では段階的な評定は行わないこととなっている．

2）評価の行い方

（1）評価規準の作成

学習指導要領の指導内容や例示を「おおむね満足できる」状況（B）として評価規準を作成する．ただし，評価規準の妥当性，信頼性の観点からも，各学校の児童・生徒や施設等の状況を鑑みながら，複数の教師で情報交換する機会を設け，評価規準の見直しを図る必要がある．なお，評価規準は段階ごとに作成する必要はなく，「おおむね満足できる」状況（B）に満たない状況を「努力を要する」状況（C）とし，「おおむね満足できる」状況（B）よりも質の高い状況を「十分に満足できる」状況（A）として評価をする．

これらの評価規準の作成に当たっては，学習指導要領の指導内容や例示を参考に，文末表現を「〜している」などといった表現を用い，以下の各観点で評価規準を作成する．なお，「〜することができ，〜している」などといったように，複数の内容が１つの評価項目に入らないように注意しなければならない．

a. 知識・技能

「わかる」ことと「できる」ことを評価する．保健において「できる」ようになるとは，学習や実習を通して理解をし，技能が身に付いた状態になるということである．

b. 思考・判断・表現

健康についての課題を発見し，得た知識を活用しながら解決策を考え，説明することができる状態を評価する．

c. 主体的に学習に取り組む態度

挙手の回数や発言を積極的に行うなどの一時的な場面を評価するのではなく，健康に関する意欲や関心の高さなどの内面的な態度を評価する．

（2）評価の方法

学習活動の特質，評価の観点や評価規準，評価の場面や児童・生徒の発達の段階に応じて，観察，児童・生徒との対話，学習カード，ノートやレポート，ペーパーテスト，実習や発表などの様々な評価方法の中から，その場面における児童・生徒の学習状況を的確に評価できる方法を選択する．

（3）評価内容の焦点化

特に「思考・判断・表現」や「主体的に学習に取り組む態度」を学習カードなどの自由記述で評価する場合，文章力の長けている児童・生徒が高評価を得てしまいがちになるが，はたしてそれは保健の学習評価だろうか．何を評価するのかが定まっておらず，発問自体が曖昧な時に陥りやすいので，文章力に左右されない発問を準備する必要がある．なお，発問を考える時は，ルーブリックを作成するなどして，児童・生徒の様子を想定するとよい．評価規準と学習活動の場面をしっかりと想定した単元計画を作り，発問内容をよく検討する必要がある．

また，発表の場におけるプレゼンテーションの上手さや，話し合いにおけるリーダー的な存在も評価規準に沿ってよく検討してから評価する必要がある．

（4）評価機会の設定

評価項目には，指導したことを1単位時間内に評価をすることが適当な項目とそうではない項目がある．特に，「主体的に学習に取り組む態度」は，指導後に一定の時間を設けて評価した方が適切である．また，評価項目によっては評価機会を複数回設定する方が適当な場合もある．ただし，このような状況を考慮して単元計画を作成しようとすると，どうしても単元の後半に評価の機会が偏ってしまいがちになるので，教師にとって過度な負担とならないように評価機会を計画的に分散させるとともに，1単位時間内に3つ以上の評価項目を設定することがないようにした方がよい．

（5）指導と評価の一体化

学習活動の評価は，児童・生徒の学習状況を把握し，現在の学習状況をフィードバックしながらその後の学習活動を具体的に導くとともに，指導方法の工夫改善に生かすことが大切である．そのため，「努力を要する」状況（C）と判断されそうな児童・生徒に対しては，具体的な支援や手立て，働きかけなどを示すことで，「努力を要する」状況（C）に至ることがないように配慮するべきである．すべての児童・生徒が「おおむね満足できる」状況（B）になるように指導方法を工夫するとともに，個々の状況に対応していくことが重要である．

（6）学習評価の説明責任

児童・生徒や保護者に対して，学習活動の評価に関する情報を提供することで，教育に対する信頼感や安心感，学習に取り組む態度の向上が期待される．

3．教授活動の評価

1）授業過程の評価

評価の項目には多様なものが考えられるが，ここでは「教育実習 Q&A 110」（愛知教育大学教育実習・事前指導改善研究会，1979）に示されたものを紹介する（表7−1）．

「授業過程評定尺度」は，「授業の流れ」「授業技術」「指導態度」「雰囲気」の4カテゴリーに分けられた20項目からなっている．このうちの9項目には「生徒」または「子ども」という言葉が含まれており，「学習者に対する配慮」に大きな比重をもたせていることが感じられる．確かにこの点は授業をするうえで大切なことであろう．

2）授業の進め方に関する評価

前項で紹介した授業過程の評価項目も大切だが，項目数がかなり多いので，授業をした直後に皆で評価を出して検討し合うような場合には，少し使いにくい面がある．

そこで，著者は，生徒の活動と教師の教授技術などに関する7項目を選んだ．この7項目と総合評価を，保健科教育法の授業中に行う学生の模擬授業の評価に用いている（表7−2参照）．

「生徒の作業」は，学習活動として，生徒の作業が組み込まれていたかという点に関するものである．より主体的な作業が含まれている場合に高く評価する．

「説明の仕方」「板書の仕方」「発問の仕方」「指示の仕方」は，教授技術に関

表7−1　授業過程評定尺度

カテゴリー	項　目
授業の流れ	1　授業への導入は十分であったか． 2　学習目標は明確にされたか． 3　十分な深まり，山場が構成されたか． 4　まとめは十分であったか． 5　時間配分（授業の分節）は適切であったか． 6　指導計画にこだわりすぎず，柔軟な展開ができているか． 7　目標は十分達成されたか． 8　子どもの理解度を確認しながら進めていたか．
授業技術	9　説明は変化にとみ，具体的になされたか． 10　言葉の使い方はわかりやすかったか． 11　生徒の興味や注意を持続させる配慮がみられたか．
指導態度	12　教師は十分自信をもって指導していたか． 13　子どもの発言を十分活かして授業を進めていたか． 14　子どもへの態度は公平であったか． 15　生徒の緊張をほぐす態度がみられたか．
雰囲気	16　子どもの能力差に応じた対処がなされたか． 17　子どもがいきいきと活動していたか． 18　子どもが授業にとけこんでいたか． 19　子どもがのびのびとしていたか． 20　子どもが堅くなっていなかったか．

表7−2　模擬授業で用いる評価項目

A．生徒の作業
B．説明の仕方
C．板書の仕方
D．発問の仕方
E．指示の仕方
F．授業の筋道と要点
G．興味を引く工夫
H．総合評価

する項目である．これに，授業を実施するうえで非常に大切な「授業の筋道と要点」および「興味を引く工夫」の２項目を加えている．

評価をする際の手順としては，まず，授業の前にこの７項目を確認する．そして，授業を参観しながら，生徒の作業内容および教師が行った指示および発問を中心に，この７項目に関して気づいた点（良いと思う点，良くないと思う点）をノートに書いていく．そして，それらをもとに各項目を５段階で評定する．

4．模擬授業

1）模擬授業とは何か

（1）マイクロティーチング

マイクロティーチングとは教師教育における教授技術を中心とした訓練方式の一種で，授業の担当者は，選ばれた教授技術について，5〜8名の生徒からなるマイクロクラスを対象に，5〜20分の授業（マイクロレッスン）を実施する．また，その実施手順は次のとおりである．

①教授技術についての講義や観察学習

②マイクロレッスンの計画と実施

③マイクロレッスンの分析・評価

④再授業

マイクロティーチングによる教授技術の指導は，生徒数が少なく指導時間も短いので授業担当者の心理的圧迫が少ない，教授技術のねらいをしぼって行うので技術の練習がしやすいなどの利点がある．また，ビデオで授業の様子を撮影して，あとでそれを授業担当者にみせながら指導を行うこともできる．

逆に，マイクロティーチングの問題点としては，少人数の教育なので，施設や指導者の面から，実施できる状況が限定されるということがあるだろう．

（2）模擬授業

教授技術の訓練のために実際の授業を模して行う授業を「模擬授業」という．前項に紹介したマイクロティーチングも模擬授業の実施方法の一種である．しかし，大学の授業でマイクロティーチングを実施することは，指導者の数が足りないなどの理由で非常に難しい．大学の教育条件の現状において可能な模擬授業の実施方法は，次のようなものになると思われる．

① 100人程度の集団を対象として模擬授業を実施する（隣り合った2つの教室を用いて50人程度の集団2つを対象として実施することも可能である）．

②模擬授業参加者のうち，40人程度が生徒の役割をする．

③生徒役と授業担当者以外の者は，教室の後ろのほうに座って，授業担当者の指導教員（およびその他の参観者）の役になる．

④ 1人の授業担当者が10〜50分の授業を担当する．時間が長い場合には2

人で分担して授業をしてもよい．ただし，授業をしているのは常に1人であること．1人が説明している時に他の1人が板書をするなどはいけない．しかしながら，近年はティーム・ティーチングの授業も増えているので，この方法を想定する場合には，そのように実施してもよい．

⑤大学の教員は，模擬授業の間はおもに指導教員役（およびその他の参観者）の学生に対する机間指導を行う．

2）模擬授業の進行

（1）各担当の役割

a. 授業担当者：授業担当者は教育実習生になりきって，実習校で実習授業を行うつもりで授業をする．授業の対象は中学生か高校生だから，生徒役の学生を中学生なり高校生とみなして，彼らに接するような態度で指導をしなければならない．言葉使いもていねいになり過ぎないよう注意しよう．また，仲間同士の慣れ合いの姿勢になることも避けなければならない．

b. 生徒役：生徒役の学生は教室の中央付近に前からつめて着席する．生徒になり切って，教師の話を聞く，教科書を読む，板書をノートに写す，作業を行う，発問に答える，話し合うなどの活動をする．また，生徒の立場から教師の指導法を評価していく．余裕があれば，授業の内容や方法について気づいたことをノートにメモしておく．

c. 指導教員役：指導教員役の学生は，あとで教師役の学生に対して指導ができるように，「A．生徒の作業」「B．説明の仕方」「C．板書の仕方」「D．発問の仕方」「E．指示の仕方」「F．授業の筋道と要点」，および「G．興味を引く工夫」の7項目について，気づいたことをすぐに良い点と悪い点に分けてノートに書いていく（資料7-1参照）．その際，できれば気づいた時間の目安も書いておく（たとえば，「導入」「20分項」「整理」など）．とくに，生徒の作業，および教師の発問，指示に関しては，すべて簡単にメモをとるようにする．

また，最後に，上記の7項目と「H．総合評価」について，各々1〜5の5段階（1：良くない，2：あまり良くない，3：普通，4：少し良い，5：大変良い）で評価を行う．また，自分にとって参考となったことについても書くようにする．

資料7−1　授業評価票

授　業　評　価　票　　　　年　　月　　日

単元名：＿＿＿＿＿＿＿＿　　題材名：＿＿＿＿＿＿＿＿

対 象 学 年：＿＿＿＿＿＿＿＿

授業担当者名：＿＿＿＿＿＿＿＿（学年：＿＿ 組：＿＿ 班：＿＿）

1. 評価（1：良くない，2：あまり良くない，3：普通，4：少し良い，5：大変良い）

A. 生徒の作業：	B. 説明：	C. 板書：	D. 発問：	E. 指示：
F. 授業の筋道と要点：	G. 興味を引く工夫：	H. 総合評価：		

2. 生徒の作業，および教師の発問，指示を書き出す．

3. 授業の良かった点，良くなかった点（気のついたことを書き出す）．

評価者：	学年：	組：	学籍番号：

隣の人とその場で意見を出し合ったりしたくなるが，そうすると教室全体がうるさくなってしまうので，がまんして黙って書くようにする．

（2）進行上の注意

まず，教員が授業の最初にその日の模擬授業の進行と時間の目安について簡単に説明し，必要な注意を与える．授業担当者は，模擬授業の開始と終了の際に生徒役の人に立って挨拶をするようにさせると，雰囲気も通常の授業と変わるのでよいと思う．

生徒役の学生が話をして授業のじゃまになる時には，授業担当者が静かにするよう必ず指示する．そのままにして授業を進めてはいけない．指導教員役の学生がうるさい場合には机間指導中の大学の教員が注意を与える．

模擬授業をビデオカメラで撮影して，すぐにその場で指導に使うことはなかなか難しいので，撮影したものを別の時間に見せて授業の検討をするようにしたほうがよいであろう．

模擬授業が終った後，何人かの人が前に出て，授業に対する評価をし，授業を受けた感想をいう．その際，発言する人は次の５つの留意点を守る．

①人前で話す練習も兼ねているので，後ろのほうにいる人にも聞こえるように大きな声で話す．また，メモを見ながら話すことがないように，教室にいる人の目を見て話しかけるようにする．

②発言する前に，自分の学年，組，氏名をはっきり言う．

③まず，授業担当者に敬意を表す意味で，その努力をたたえる．または，良いと感じた点を最初に指摘する．

④授業に対する評価をする場合には，良い点と悪い点に分けて，おおまかな時間の目安も示したうえで具体的に述べる．授業を受けた感想をいう場合でも，漠然とした感想でなく，「～の作業をしている時の生徒の様子についてこのように思った」「～の板書がわかりやすかった」「～についての話が興味深かった」などのように具体的に話せるようにしておく．

⑤時間があれば，最後に，模擬授業に参加して勉強になったと思うことを述べる．

最後に，大学の教員が授業についての評価を述べるとともに，授業担当者にも授業をしてみた感想を言ってもらうのがよいであろう．

5．学生の授業の問題点

1）指導教員から指摘される点

教育実習に行った学生が保健授業を担当する場合，次のような点に関して，後で指導の先生から注意を受けることが多い．

①教科書の中から題材の部分だけを切り取って教えるような授業になってしまい，以前の学習内容と本時の学習内容のつながりがわからない．また，本時の学習内容と次回以降の学習内容のつながりを示していない．

②授業の要点がしぼれていない．その時間に生徒に一番つかませたかったこと，先生が一番伝えたかったことは何だったのかがよくわからない．

③１つの事項と次の事項の関連をうまく説明できない．つまり，ある内容について話をしていて次に関連する内容に話を移す時に，両者のつながりをまったく説明しないため，生徒は関連のない話を聞いているような気になってしまう．そして，それぞれについてはある程度わかるのだが，全体として何を学習しているのかわからないという状態になる．

④時間の適切な配分ができない．すなわち，時間が足りなくなって予定の所まで進めなかったとか，逆に，時間が大幅に余ってしまい何もすることがなくなって途方にくれたとかいうことが起きやすい．

2）教科書にそった授業への準備

中学校，高等学校では教科書にそった授業を展開している所が多い．そのため教育実習では，教科書にそった授業をするように指導される場合が多い．しかし，その場合でも，可能ならば生活における行動の目標を出発点として，それにつながるような教育内容に重点を置いて取り扱うようにしてほしい．

また，題材に対して生徒の興味・関心を引くような工夫をし，さらに，できればごく一部にでも生徒の作業を組み込んで，生徒に授業への参加を促すようにしてほしい．

3）問題への対処

（1）保健体育の教科書に親しむ

模擬授業や教育実習で授業を担当すると，直接扱う題材の所ばかりに注意がいきやすいが，その授業は年間の授業の一部であり，その学年でも生徒はすでにいくつかのことを学んできているのだということを，まず頭に入れておかなければいけない．また，たとえば高校2年生であれば，小学校，中学校，高校1年生と保健の勉強をしてきているわけである．本時の内容に関係するような以前の学習内容と少しでも関連させて教えようという気持ちをもって授業に臨まなければいけない．そのためには，少なくとも中学校と高等学校の保健体育の教科書は繰り返し読んで，何が扱われているのかを把握しておくことが必要である．

（2）授業の到達目標を作成する

その授業によって生徒にどんなことをつかんでほしいのか，どんなことができるようになってほしいのかを決めたうえで，5つほどの到達目標を書くことができれば，授業のねらいはしぼられるはずである．また，到達目標の間の関係を考えておけば，「つなぎ」もうまくできると思う．

さらに，とにかくこの1つだけはしっかり伝えたい，なんとか生徒につかんでほしいという内容をはっきりさせておくことが一番大切である．

（3）予備の材料を用意する

学習指導案の作成に当たって，「板書」「話」「発問」「作業」「読み」などについて各々，時間を計算しておくわけだが，もともとそんなに予定した時間通りに進められるものではないし，生徒の理解度によっては予定を修正したほうがよい場合もある．

そこで，「話」「発問」「作業」，などについては，生徒の理解度や時間配分を考えてその場で判断し，少し省略したり，用意しておいた予備の材料と代えたり，それを加えたりすることが望まれる．そのためには，「予備の材料」を事前に用意しておかなければいけない．

引用文献

愛知教育大学教育実習・事前指導改善研究会（1979）教育実習Q & A 110．愛知教育大学教育実習・事前指導改善研究会，p21．

吉田　亨（1992）プリシード/プロシードモデル．保健の科学，34：870－875．

参考文献

細谷俊夫，奥田真丈，河野重男ほか編（1990）新教育学大事典　第5巻，第一法規出版．

国立教育政策研究所教育課程研究センター（2011）評価規準の作成，評価方法等の工夫改善のための参考資料 中学校 保健体育．教育出版．

国立教育政策研究所教育課程研究センター（2012）評価規準の作成，評価方法等の工夫改善のための参考資料 −新しい学習指導要領を踏まえた生徒一人一人の学習の確実な定着に向けて− 高等学校 保健体育．教育出版．

文部科学省（2018a）小学校学習指導要領（平成 29 年度告示）解説　体育編．東洋館出版社．

文部科学省（2018b）中学校学習指導要領（平成 29 年度告示）解説　保健体育編．東山書房．

文部科学省（2019a）高等学校学習指導要領（平成 30 年度告示）解説　保健体育編・体育編．東山書房．

文部科学省（2019b）小学校，中学校，高等学校及び特別支援学校等における児童生徒の学習評価及び指導要録の改善等について（通知）．＜ http://www.mext.go.jp/b_menu/hakusho/nc/1415169.htm ＞

［家田　重晴，後藤　晃伸］

8章 分野別の教育内容の要点(1) 生活行動と健康(1)

1．生活行動と健康

1）主体の要因と環境の要因

病気の発症と進展にかかわる人間側の要因を主体の要因という．主体の要因は，さらに，年齢，性，遺伝，人種といった先天的要因と，食事，運動，喫煙，飲酒，睡眠，休養等の生活習慣に代表される後天的要因に分けられる．一方，人間を取り巻く種々の要因を環境の要因という．環境の要因の中には，病原体やその媒介動物等の生物学的環境，温度や湿度，紫外線，放射線，化学物質等の物理的・化学的環境，人間関係や経済状態，教育，保健医療制度等の社会的環境がある．病気の発症と進展には，これらの要因が複雑に絡み合い，相互に作用し合っている．

これらの要因の中で生活習慣，すなわち日常の生活行動は，主体の要因の1つにすぎないが，病気や傷害によっては発症と進展に大きくかかわっている．何よりも健康に関与する要因の中で，自らコントロールできるという特徴がある．生活行動は，幼少期からの養育環境に影響を受けやすい．したがって，生涯にわたる心身の健康を考える場合に，健康教育の果たす役割は大きい．

2）生活行動と病気の予防

「急な飛び出し」「信号無視」「スピードの出し過ぎ」「わき見運転」「飲酒運転」等の危険な行動は，交通事故を招きやすい．同様に，健康にとって危険な生活行動は，感染症のような急性疾患だけでなく，長い経過をたどって発症したり悪化したりする慢性疾患の発症と進展にも関係する．

図8-1は，日本人を対象とした疫学研究[注1)]によって推定したがんの原因となる因子の割合を示している．男性のがんの53.3％，女性のがんの27.8％が，

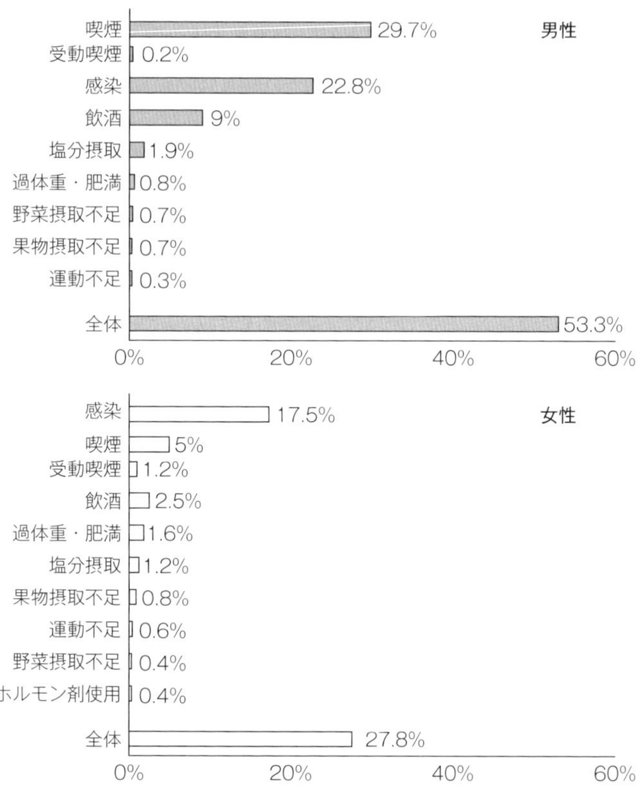

図8-1　日本人におけるがんの要因

（Inoue M, Sawada N, Matsuda T et al.（2012）Attributable causes of cancer in Japan in 2005--systematic assessment to estimate current burden of cancer attributable to known preventable risk factors in Japan. Ann Oncol, 23: 1362−1369より作図）

棒グラフ中の項目「全体」は，他の項目の合計の数値ではなく，2つ以上の生活習慣が複合して原因となる「がんの罹患」も含めた数値.

これらの生活習慣や感染が原因となっている．この中でも喫煙は特に関連が強く，喉頭，咽頭，肺などの呼吸器系のがんだけでなく，膀胱，肝臓，胃，食道といった多くの臓器のがんの確実な危険因子である．次いで関連が強いのが飲酒で，食道がん，肺がん，肝臓がんなどのリスクを上昇させている．食事との関連はデータの上ではあまり強くないが，これは現代の日本人が比較的好ましい食生活を送っている人が多いことを示していると考えられている.

生活習慣の中で運動との関係が昔から経験的に知られているのが2型糖尿病[注2)]である. 両者は関連が強いだけでなく, 実際に身体活動度を高めることで糖尿病の発症が抑制される. また, 身体活動度の高い生活を送る人は, がんだけでなく循環器系疾患等を含めた死亡全体が少ないことも報告されている. さらには, 身体活動・運動の不足は, 高齢者の認知機能や運動器機能の低下(フレイル[注3)]) などの社会生活機能の低下との関連も明らかとなっており, 近年では介護予防としての身体活動・運動の重要性が高まっている.

さて, 1996年に厚生省(当時)は, 生活習慣病という概念を提唱して, 生活習慣の改善による一次予防(発症予防)に重点を置いた健康政策を発表した(表8-1). つまり, 対象を病人とその疑いのある人だけでなく健康な人にまで拡大し, 年齢も中高年から生活習慣を形成する小児までに広げた. その後, 2000年から開始となった「健康日本21(第一次)」では, 壮年期死亡の減少と健康寿命の延伸および生活の質(QOL)の向上を目的として, 生活習慣の改善を中心とした健康づくり運動を展開した. さらに, 2008年からは特定健康診査(メタボ健診)・特定保健指導を実施し, 生活習慣病の前段階であるメタボリックシンドロームの概念を普及させ健康づくり運動を推進した. しかしながら, 現実には生活習慣の改善は難しく, 当初期待していたほどの成果は得られなかった.

実際のところ, いったん獲得した生活習慣を成人になってから改善するのは容易ではなく, 幼少期から適切な生活習慣づくりが欠かせない. そのためには, 家庭, 地域, 学校, 職場等での健康教育はもちろんのこと, 個人が健康的な行

注1) 疫学研究：病気の発症と進展に関係する因子を検出する観察研究と, 病気の発症や進展を防止する効果を検証する介入研究がある. いずれも集団を対象とした研究である.

注2) 2型糖尿病：膵臓からのインスリンが欠乏し, 高血糖をきたすのが1型糖尿病, インスリンは分泌しているものの, その作用が低下するために血糖値が上昇するのが2型糖尿病である. わが国の糖尿病の大部分は2型糖尿病であり, 過食, 運動不足, 肥満等との関連が強い.

注3) フレイル：加齢とともに心身の活力(運動機能や認知機能等)が低下し, 慢性疾患の併存などの影響もあって生活機能が障害され, 心身の脆弱性が出現した状態で, 健康な状態と日常生活でサポートが必要な介護状態の中間を意味している.

表8-1　生活習慣と「生活習慣病」

食習慣	2型糖尿病 肥満/メタボリックシンドローム 脂質異常症（家族性のものを除く） 高尿酸血症 循環器疾患（先天性のものを除く） 大腸がん（家族性のものを除く） 歯周病など
運動習慣	2型糖尿病 肥満/メタボリックシンドローム 脂質異常症（家族性のものを除く） 高血圧症など
喫　煙	肺扁平上皮がん 循環器疾患（先天性のものを除く） 慢性気管支炎 肺気腫 歯周病など
飲　酒	アルコール性肝疾患など

（厚生省公衆衛生審議会意見具申（1996）「生活習慣に着目した疾病対策の基本的方向性について」より引用改変）

動を選択できる環境づくりも重要である．たとえば，安全で健康的な食品の供給，喫煙やアルコールの規制，子どもや大人が安全に運動できる施設の整備，心身のストレスの少ない職場環境等，社会的な支援体制が必要である．2013年から展開されている「健康日本21（第二次）」でも，基本的方針の1つとして「健康を支え，守るための社会環境の整備」が強調されている．やはり，主体の要因と環境の要因は，相互に作用することで健康づくりが可能となる．

3）生活行動と環境汚染

生活行動と関係するのは人間の健康だけでない．人間が住む地球そのものの健康とも関係している．人間は豊かな生活を求めるために多くの地球資源を消費（浪費）してきた．また，人間はその生活の営みの結果，多くの廃棄物を放出してきた．それが歴史的には公害として人間自身の健康を脅かしてきただけでなく，地球上の全生物の危機をもたらしている．地球温暖化現象も，人間の生活行動の結果の1つである．まさに地球自身の健康が損なわれている．

「体調管理を怠ると風邪をひいてしまう」「喫煙，過食，運動不足を続けるとがんや糖尿病になりやすい」といったように，感染症や生活習慣病では生活行動の誤りが直接自分に反映するのでわかりやすい．しかし，「なんでもすぐに購入する」「ゴミを捨てる」等の環境によくない生活行動は，自分自身ではなくむしろ次世代に影響を及ぼすためにその誤りに気づくのが難しい．

すべての人が心身ともに健康で幸福に生きていくための生活行動は，価値観の問題でもある．他人への思いやり，人間以外の生物への思いやり，地球環境への思いやりのある生活行動は，健康な社会を実現することを通して，自分自身の心を豊かにし身体的にも健康をもたらすことができる．

引用文献

Inoue M, Sawada N, Matsuda T et al.（2012）Attributable causes of cancer in Japan in 2005–systematic assessment to estimate current burden of cancer attributable to known preventable risk factors in Japan. Ann Oncol, 23: 1362 – 1369.

参考文献

国立がん研究センター「がん情報サービス－科学的根拠に基づくがん予防　がんになるリスクを減らすために－」＜ https://ganjoho.jp/public/pre_scr/cause_prevention/evidence_based.html ＞

国立がん研究センター（2017）日本人のためのがん予防法 第 4 版．＜ https://epi.ncc.go.jp/files/11_publications/Can_prev_pamphlet_4w.pdf ＞

健康・体力づくり事業財団（2015）健康長寿社会を創る：解説健康日本 21（第二次）．健康・体力づくり事業財団．

文部科学省（2018）中学校学習指導要領（平成 29 年告示）．東山書房．

文部科学省（2019）高等学校学習指導要領（平成 30 年度告示）解説　保健体育編・体育編．東山書房．

［大澤　功］

2．生活リズム

1）ヒトの生体リズム

地球が自転をするのに要する時間はおよそ 24 時間であり，これが地球における 1 日をつくりだしている．しかしながら，生物のもつリズムの周期は必ずしも 24 時間ではないことが知られている．そしてヒトにおいても周期は一般に 24 時間よりも長いことが知られており，その平均は約 25 時間である．このようなおおむね 24 時間のリズムによる周期のことをサーカディアンリズム（概

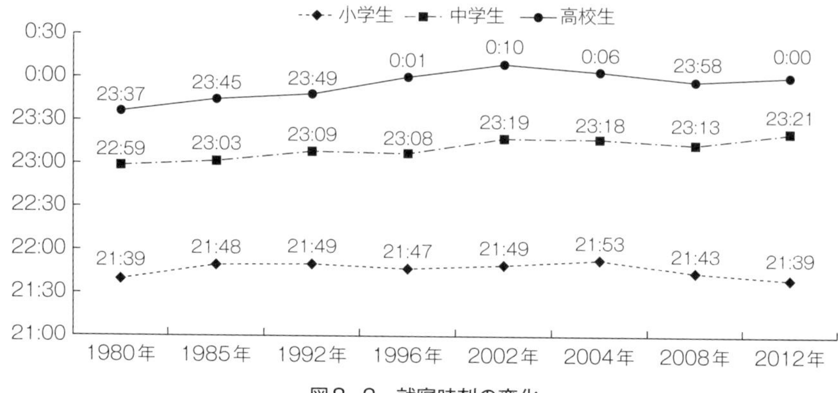

図8−2　就寝時刻の変化

1980，1985年はNHK放送世論調査所「日本人の生活時間」調査，それ以外は日本学校保健会「児童生徒の健康状態サーベイランス事業報告書」より作図．NHK放送世論調査所における起床時刻は，15分間隔の階級において50%達成階級における階級の中央値．

日リズム）といい，ヒトに関してはAschoff（1965）の研究が有名であり，その始まりといえる．ここで注目すべきは，ヒトのもつリズムの周期が24時間より長いことである．つまり，生活時間を後ろにずらすほうがヒトにとっては容易であると考えられる．しかしながら，毎日少しずつ生活時間を後ろにずらしていけば，生活の昼夜は逆転し，体温のリズムや睡眠と覚醒のリズム，内分泌などのリズムも損なわれてしまう．これによって，子どもであれば発育への影響，大人では躁うつ症状の発現などが問題となる．これらを解消するためのもっともよい方法は，社会のリズムにあった規則正しい生活をすることである．太陽光を適切な時間に浴びるなどの外因性の要因によって，社会のリズムと生体のリズムを同調させていかなければならない．

2）子どもの生活リズム

（1）現状と問題点

生活リズムとは，1日の生活を時系列で追った時の規則正しい生活行動の連続である．1日の中で連続して行われる生活行動が相互に影響を及ぼしあい，1つの生活リズムが形成されると考えられる．生活リズムは大きくわけて2つの要因に分類できる．1つは日中の生活であり，子どもにとっては学校を中心

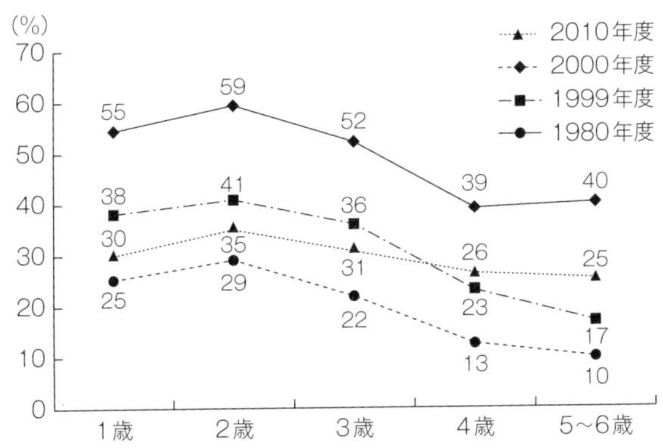

図8-3　午後10時以降に就寝する幼児の割合の推移
（倉橋俊至，衞藤　隆，近藤洋子ほか（2011）平成22年度幼児健康度調査 速報版．小児保健研究，70：448-457より作図）

とした活動的な時間である．もう1つは睡眠を中心とした休養生活である．そして，この2つは相互に強く影響を及ぼしあう．

このような生活リズムの多くは幼少期に確立されるべきものである．とくに，就寝・起床といった睡眠のリズム，食事のリズム，そして日中の身体活動習慣に関しては，この時期に確立させることが大切である．

a．睡眠（休養）のリズム

生活リズムの一番の基本が睡眠のリズムである．1日の生活は心地よい目覚め（覚醒）から始まることが理想である．そのためには，前日の就寝時刻が大切であり，規則正しい就寝時刻とそれに裏付けられた規則正しい目覚めを確立したい．しかしながら，現代の子どもの睡眠のリズムには大きな問題がある．とくに，就寝時刻が遅くなる生活の夜型化が問題視されている．図8-2は1980～2012年までの小学生から高校生の就寝時刻の変化を2つの大規模調査データを用いてまとめたものである．どの世代の子どもにおいても夜型化が進行していることがわかる．とくに，2004年度までは悪化傾向が明白であり，近年は横ばいか若干の改善も見られている．このような傾向は小学校入学前の幼児においても見られている．さらに，図8-3は，午後10時以降に就寝する幼児の割合の推移を1980～2010年度にかけて示した図である．2000年度までは，幼児の就寝時刻も悪化傾向を示しており，子どもがいかに夜更かしをしているかがわかる. 2010 年度データでは, 1990 年度水準まで改善が見られており, 今後も継続的な努力が必要である.

一方, 起床時刻は今も昔もほとんど変わらない. これは, 学校や幼稚園の始業時間は今も昔も同じだからである. そのため, 生活の夜型化は子どもの睡眠時間を奪い, その結果, さまざまな問題を引き起こしている. 平山と村田（2005）によれば, 夜型生活の弊害として「朝起きられない」「朝食抜き」「食欲が湧かない」「学校に行っても元気が出ない」「栄養のバランスを崩す」「体調が悪い」などが発生しやすくなる. また, 生理学的にも睡眠時間が減少することでインスリンの分泌低下やストレスホルモンの分泌増加（斉藤と原, 2007）に加え, 細胞を守る働きがあり成長ホルモンの分泌を促進するメラトニンの分泌低下も引き起こす（明石, 2007）ことがわかっている.

このように, 現代の子どもの睡眠事情は決して良好とはいえない. とくに生活の夜型化によりさまざまな問題が生じている. 教育をする側はこのような実態と影響をしっかり理解し, 幼少期に正しい睡眠のリズムを確立させるように指導・教育していかなければならない.

b. 日中の活動リズム

ここでいう日中の活動とは, 単に運動やスポーツといった身体活動のみを指しているのではない. 睡眠のリズムに対して, 覚醒してから眠くなるまでの一連の日中の活動リズムを指す.

日中の活動の始まりは, 気持ちよい目覚めから始まる. そして, 朝食摂取, 排便までが朝の重要な生活行動である. 現代の子どもにおいては, 毎日同じ頃に排便がある子どもは男子で 40％程度, 女子では 20％にも満たない. 排便習慣が乱れている子どもは, 腹痛発生や体調不良の訴えなど, 元気な学校生活を送るうえでの支障が生じやすい傾向にある. 排便習慣の確立には, 食事リズムを中心とした規則正しい生活を心がけることが重要である.

元気に学校生活を送れるようになったならば, 次は運動や外遊びといった身体活動の時間を確保する. 近年は子どもの遊び形態が変わり, テレビやゲーム, インターネットなどが中心となってきている. この結果, 減少しているのが外遊びや運動などの身体活動の時間である. 身体活動の減少による体力低下も指摘され, 適切な活動リズムを習慣化し, 身体活動時間を確保することで体力向上への効果も期待される. 図 8-4 は, 1 日の歩数の多い幼児と平均的な幼児

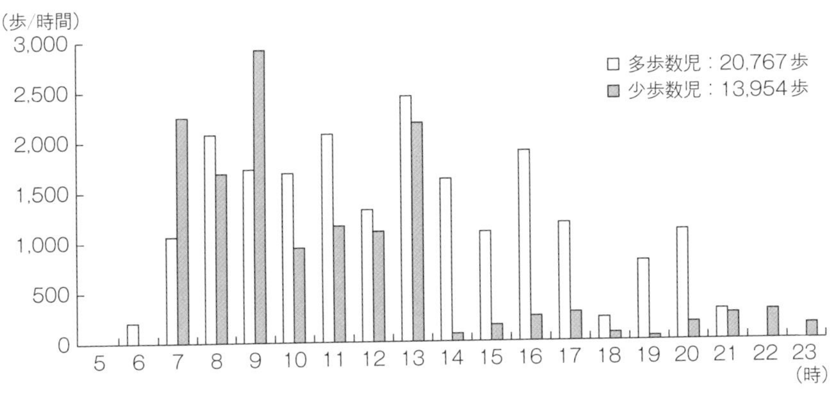

図8−4　多歩数児と少歩数児の1時間あたりの歩数比較

（中野貴博，春日晃章，村瀬智彦（2010）生活習慣および体力との関係を考慮した幼児における適切な身体活動量の検討，発育発達研究，46：49−59）

の活動強度の時間変化をグラフ化したものである．1日の歩数の多い幼児のほうが，朝の活動開始も早く，日中の活動にメリハリがある．さらに，夜の就寝時刻も早いことが読み取れる．このようなメリハリがある良いリズムの活動習慣の確保を心がけるべきである．また，運動によるエネルギー消費が少ない子どものほうが，朝食摂取や排便といった習慣も好ましくない傾向にあることもわかっており，日中の活動リズムの重要性がわかる．

運動や外遊びが確保できたならば，夕食摂取や入浴，就寝時刻の習慣の確立へとつなげていく．夕食はいつも同じ時間に摂取し，夜にしっかり心身をリラックスできる時間を確保することが大切である．夕食が遅くなれば必然的に就寝時刻も遅くなり，睡眠時間も減少する．かといって夕食から睡眠までの時間を短くすると，翌朝の腹痛発生や心身のリラックス不足の原因になるので注意が必要である．

c．その他の生活リズム

睡眠のリズム，食事のリズム，そして日中の身体活動習慣はとくに大切といえる．しかし，この他にも1日の生活リズムの中で幼少期に習慣化しておきたいものがいくつかある．その代表が衛生習慣である．手洗いやうがい，歯磨きといった衛生習慣は幼少期に確立させたい習慣である．いずれも1日の中で食前，食後，帰宅時，就寝前など定期的にリズムをもって実施していくことが求

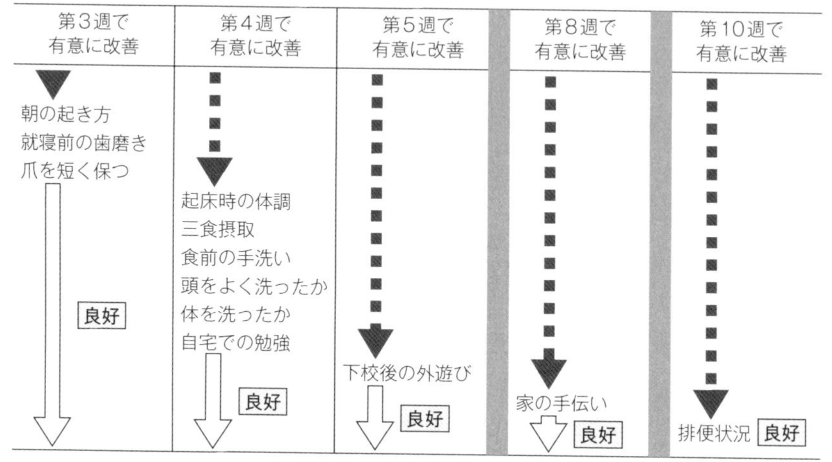

図8-5　生活チェックに改善効果

められる．これ以外にも，お手伝いや自宅学習などを毎日定期的に実施することで生活リズムを確立していきたい．

（2）改善への取り組み

子どもの生活リズムは，起床→朝食摂取→排便→学校生活→外遊び→夕食→入浴→就寝，といった具合にそれぞれの生活行動の連続によって確立される．そして，これらの生活行動は相互に影響を及ぼしあいながらリズムよく行われる必要がある．そのため，生活リズムを改善，確立していくためには，もっとも乱れた生活行動の改善をスタート地点とし，徐々に生活全体のリズムを整えていくべきである．

改善への取り組みの第一歩は，しっかりと自分の生活を見つめ直すことにある．そして，自ら気づいた問題点を日々のチェックリストを用いてチェックしてみる．著者らの経験では，問題の多くが3～4週間程度で改善されるはずである．図8-5は著者らがタイの小学生たちを対象に日々の生活チェックを実施させた結果である．多くの項目が3～4週間程度で改善している．いずれも，子どもが自ら生活チェックをすることのみでえられた結果である．自ら問題点に気づくことができれば，問題を解決することは決して難しいことではない．しかしながら，生活のリズムのように社会や家庭といった外的な要因にも影響を受けやすい事項に関しては，大人になればなるほど改善が困難になる．そのため，幼少期にしっかり確立しておくことが重要である．

生活チェックの詳しい方法は第 12 章で紹介する HQC 手法を参照していただきたい．

引用文献

明石要一編（2007）生活習慣の改善と子ども力の育成．教育開発研究所．

Aschoff J（1965）Circadian rhythms in man. Science, 148: 1427－1432.

平山宗宏，村田光範（2005）生活習慣病．少年写真新聞社，p33.

倉橋俊至，衞藤　隆，近藤洋子ほか（2011）平成 22 年度幼児健康度調査 速報版．小児保健研究，70：448－457.

中野貴博，春日晃章，村瀬智彦（2010）生活習慣および体力との関係を考慮した幼児における適切な身体活動量の検討，発育発達研究，46：49－59.

斉藤恵美子，原　光彦（2007）子どもの生活習慣病．健康教室，7：7－9.

参考文献

日本学校保健会（2005）望ましい生活習慣づくり改訂版．日本学校保健会．

中野貴博（2008）子どもの生活時間の今，昔．子どもと発育発達，6：66－70.

富岡憲治，沼田英治，井上慎一（2004）時間生物学の基礎．裳華房．

［中野　貴博］

3．食生活

1）学習指導要領における食生活に関する学習の位置づけ

小学校，中学校，高等学校における学習指導要領総則の第 1 章第 1 の 2 の（3）健やかな体に，「学校における体育・健康に関する指導を，児童・生徒の発達の段階を考慮して，学校の教育活動全体を通じて適切に行うことにより，健康で安全な生活と豊かなスポーツライフの実現を目指した教育の充実に努めること．特に，学校における食育の推進並びに体力の向上に関する指導，安全に関する指導及び心身の健康の保持増進に関する指導については，体育科及び保健体育科，技術・家庭科及び特別活動の時間はもとより，各教科，道徳科，外国語活動，特別活動及び総合的な学習の時間などにおいてもそれぞれの特質に応じて適切に行うよう努めること．また，それらの指導を通して，家庭や地域社会との連携を図りながら，日常生活において適切な体育・健康に関する活動の実践を促し，生涯を通じて健康・安全で活力ある生活を送るための基礎が培われるよう配慮すること.」と記載されている.

特に,学校における食育の推進においては,栄養摂取の偏りや朝食欠食といった食習慣の乱れ等に起因する肥満や生活習慣病，食物アレルギー等の健康課題がみられるほか，食品の安全性の確保等の食に関わる課題が顕在化している.こうした課題に適切に対応するため，生徒が食に関する正しい知識と望ましい食習慣を身に付けることにより，生涯にわたって健やかな心身と豊かな人間性を育んでいくための基礎が培われるよう,栄養のバランスや規則正しい食生活,食品の安全性などの指導が一層重視されなければならない．また，これら心身の健康に関する内容に加えて，自然の恩恵・勤労などへの感謝や食文化などについても教科等の内容と関連させた指導を行うことが効果的である．食に関する指導に当たっては，保健体育科における望ましい生活習慣の育成や，技術・家庭科における食生活に関する指導，特別活動における給食の時間を中心とした指導などを相互に関連させながら，学校教育活動全体として効果的に取り組むことが重要であり，栄養教諭等の専門性を生かすなど教師間の連携に努めるとともに，地域の産物を学校給食に使用するなどの創意工夫を行いつつ，学校給食の教育的効果を引き出すよう取り組むことが重要であるとされている.

小学校では，保健領域3年次の（1）健康な生活（イ）1日の生活に位置づけられ，健康の保持増進には，1日の生活の仕方が深くかかわっており，1日の生活のリズムに合わせて，運動，食事，休養および睡眠をとることが必要であることを理解できるようにすることとしている.

中学校では，保健分野1年次の（1）健康な生活と疾病の予防（イ）生活習慣と健康に位置付けられ,食事には,健康な体をつくるとともに,運動などによって消費されたエネルギーを補給する役割があること，また，健康を保持増進するためには，毎日適切な時間に食事をすること，年齢や運動量等に応じて栄養素のバランスや食事の量などに配慮することが必要であることを理解できるようにすることとしている.

高等学校では，科目保健入学年次の（1）現代社会と健康（ウ）生活習慣病などの予防と回復に位置づけられ，がん，脳血管疾患，虚血性心疾患，高血圧症，脂質異常症，糖尿病などを適宜取り上げ，これらの生活習慣病などのリスクを軽減し予防するには，適切な運動，食事，休養及び睡眠など，調和のとれた健康的な生活を続けることが必要であること，定期的な健康診断やがん検診などを受診することが必要であることを理解できるようにすることとしている.

2）食に関する指導の手引き

文部科学省は，食育基本法，学校給食法，学校教育法に基づく学習指導要領等を踏まえ，学校における食育を推進する観点から，学校における食育の必要性，食に関する指導の目標，食に関する指導の全体計画，食に関する指導の基本的な考え方や指導方法，食育の評価について示す目的で，2019（平成31）年3月に「食に関する指導の手引（第二次改訂版）」を刊行し，学校において，本書を活用し，子どもが発達段階に応じて食生活に対する正しい知識と望ましい食習慣を身に付けることができるよう，学校教育活動全体で食に関する指導に当たり，家庭や地域，他校種との連携を深め，学校における食育の一層の推進を図ることを期待している.

本書は，学校における食育の推進の必要性，学校・家庭・地域が連携した食育の推進，食に関する指導に係る全体計画の作成，各教科等における食に関する指導の展開，給食の時間における食に関する指導，個別的な相談指導の進め方，学校における食育の推進の評価の7章で構成され，（1）食に関する資質・能力を踏まえた指導の目標の明示，（2）「食に関する指導に係る全体計画」の作成の必要性と手順・内容，（3）食に関する指導の内容の三体系と栄養教諭の役割，（4）食育の推進に対する評価の充実が図られている.

3）食生活指針

2000（平成12）年3月に，当時の文部省，厚生省および農林水産省が連携して「食生活指針」を策定した．その策定から16年が経過し，この間，2005（平成17）年に食育基本法が制定され，2013（平成25）年度からは10年計画の国民健康づくり運動「健康日本21（第二次）」が開始するとともに，2013（平成25）年12月には「和食；日本人の伝統的な食文化」がユネスコ無形文化遺産に登録されるなど，食生活に関する幅広い分野での施策に進展がみられ，2016（平成28）年3月には食育基本法に基づき「第3次食育推進基本計画」が作成された．このような動きを踏まえ，文部科学省，厚生労働省，農林水産省が連携して同年6月に食生活指針（図8–6）が改訂された.

「食生活指針」は，食料生産・流通から食卓，健康へと幅広く食生活全体を

1. 食事を楽しみましょう.
- 毎日の食事で，健康寿命をのばしましょう.
- おいしい食事を，味わいながらゆっくりよく噛んで食べましょう.
- 家族の団らんや人との交流を大切に，また，食事づくりに参加しましょう.

2. 1日の食事のリズムから，健やかな生活リズムを.
- 朝食で，いきいきした1日を始めましょう.
- 夜食や間食はとりすぎないようにしましょう.
- 飲酒はほどほどにしましょう.

3. 適度な運動とバランスのよい食事で，適正体重の維持を.
- 普段から体重を量り，食事量に気をつけましょう.
- 普段から意識して身体を動かすようにしましょう.
- 無理な減量はやめましょう.
- 特に若年女性はやせ，高齢者の低栄養にも気をつけましょう.

4. 主食，主菜，副菜を基本に，食事のバランスを.
- 多様な食品を組み合わせましょう.
- 調理方法が偏らないようにしましょう.
- 手作りと外食や加工食品・調理食品を上手に組み合わせましょう.

5. ごはんなどの穀類をしっかりと.
- 穀類を毎食とって，糖質からのエネルギー摂取を適正に保ちましょう.
- 日本の気候・風土に適している米などの穀類を利用しましょう.

6. 野菜・果物，牛乳・乳製品，豆類，魚なども組み合わせて.
- たっぷり野菜と毎日の果物で，ビタミン，ミネラル，食物繊維をとりましょう.
- 牛乳・乳製品，緑黄色野菜，豆類，小魚などで，カルシウムを十分にとりましょう.

7. 食塩は控えめに，脂肪は質と量を考えて.
- 食塩の多い食品や料理を控えめにしましょう．食塩摂取量の目標値は，男性で1日8g未満，女性で7g未満とされています.
- 動物，植物，魚由来の脂肪をバランスよくとりましょう.
- 栄養成分表示を見て，食品や外食を選ぶ習慣を身につけましょう.

8. 日本の食文化や地域の産物を活かし，郷土の味の継承を.
- 「和食」をはじめとした日本の食文化を大切にして，日々の食生活に活かしましょう.
- 地域の産物や旬の素材を使うとともに，行事食を取り入れながら，自然の恵みや四季の変化を楽しみましょう.
- 食材に関する知識や調理技術を身につけましょう.
- 地域や家庭で受け継がれてきた料理や作法を伝えていきましょう.

9. 食料資源を大切に，無駄や廃棄の少ない食生活を.
- まだ食べられるのに廃棄されている食品ロスを減らしましょう.
- 調理や保存を上手にして，食べ残しのない適量を心がけましょう.
- 賞味期限や消費期限を考えて利用しましょう.

10. 「食」に関する理解を深め，食生活を見直してみましょう.
- 子どもの頃から，食生活を大切にしましょう.
- 家庭や学校，地域で，食品の安全性を含めた「食」に関する知識や理解を深め，望ましい習慣を身につけましょう.
- 家庭や学校，地域で，食品の安全性を含めた「食」に関する知識や理解を深め，望ましい習慣を身につけましょう.

図8−6　食生活指針

視野に入れ，作成されていることが大きな特徴であり，内容については，生活の質（QOL）の向上を重視し，バランスのとれた食事内容を中心に，食料の安定供給や食文化，環境にまで配慮したものになっている．今回の改定では，肥満予防とともに高齢者の低栄養予防が重要な健康課題となっている現状を踏まえ，適度な身体活動量と食事量の確保の観点から，「適度な運動とバランスのよい食事で，適正体重の維持を.」という項目の順番を，7番目から3番目に変更し，健康寿命の延伸とともに，食料の生産から消費に至る食の循環を意識し，食品ロスの削減などの環境に配慮した食生活の実現を目指し，項目中の具体の表現について一部見直しを行っている．なお，項目の1番目と10番目について「・・・しましょう」と表現しているのは，まずは健全な食生活をどう楽しむかを考え，2〜9番目の内容を実践する中で，食生活を振り返り，改善するというPDCAサイクルの活用により，実践を積み重ねていくことを狙いとしているためである．

引用文献

Inoue M, Sawada N, Matsuda T et al.（2012）Attributable causes of cancer in Japan in 2005–systematic assessment to estimate current burden of cancer attributable to known preventable risk factors in Japan. Ann Oncol, 23: 1362－1369.

文部科学省（2018）小学校学習指導要領（平成29年告示）解説　体育編．東山書房，pp105－107．

文部科学省（2018）中学校学習指導要領（平成29年告示）解説　総則編．東山書房，pp31－34．

文部科学省（2018）中学校学習指導要領（平成29年告示）解説　保健体育編．東山書房，pp207-214．

文部科学省（2019）高等学校学習指導要領（平成30年告示）解説　保健体育編・体育編．東山書房，pp198－204．

文部科学省（2019）食に関する指導の手引（第二次改訂版）＜http://www.mext.go.jp/component/a_menu/education/detail/__icsFiles/afieldfile/2019/05/07/1293002_1_1_1.pdf＞

農林水産省Webサイト「食生活指針について」＜http://www.maff.go.jp/j/syokuiku/shishinn.html＞

［柿山　哲治］

4．運　　動

スポーツ庁が実施した「平成29（2017）年度体力・運動調査」の結果によると，青少年の体力・運動能力について「握力，50 m 走，持久走，立ち幅とび，ボール投げの記録は，水準の高かった1985年頃と比較すると，中学生男子及び高校生男子の50 m 走を除き，依然低い水準」となっている．また，「最近10年では，ほとんどの項目で横ばいまたは向上傾向を示している」とされている．さらに，同調査においては，幼児期の外遊びと小学生の運動習慣・体力との関係について，「幼児期に外遊びをよくしていた児童は，日常的に運動し，体力も高い」と結論づけている．

子どもが運動をする，あるいはその習慣を身につけることは，単に体力面からだけでなく，心身の成長や社会性を身につけるうえでも必要である，という認識は，もはや当たり前のものと言っても過言ではない．

文部科学省は，「幼児期運動指針（平成24（2012）年3月策定）」の中で，幼児期における運動の意義を「多様な動きを身に付けるだけでなく，心肺機能や骨形成にも寄与するなど，生涯にわたって健康を維持したり，何事にも積極的に取り組む意欲を育んだりするなど，豊かな人生を送るための基盤づくりとなる」と述べている．つまり，幼児期の運動へのかかわり方が，児童期だけでなく，その後の長い人生に大きな影響を与えることが明らかとなっている．

1）運動習慣の形成

（1）子ども

子どもの運動習慣は，どのように身につけていくものか．民間の子ども産業にかかわる企業が，成人を対象に2017年に行った調査の以下の結果（株式会社ボーネルンド，2017）に，その答えを探すことができる．

①体を動かして遊ぶことが好きになった理由は，「体を動かすこと自体が楽しかった」「誰かと一緒にすることが楽しかった」が半数を超えた

②嫌いになった理由では，「上手にこなせていることを感じられなかった」が最も多かった

③スポーツを好き，または嫌いと感じたようになった時期は，就学前・小学校低学年の頃からとの回答が半数を超えた

つまり，子どもの頃，それも幼児期から体を動かして遊び，それを楽しみ，一緒に遊ぶ相手がいて，運動を嫌いになるきっかけとなる「つまずき」がなければ，成人期まで「スポーツが好き」という状態を継続できる可能性が高いのである．

(2) 成人・高齢者

著者は，医療機関が運営するフィットネスクラブを管理しており，高齢の会員，特に体調を崩し，リハビリや再発予防を目的に，つまり「三次予防」として運動を始めるケースに遭遇することがある．入院や手術といった，行動変容に繋がる「ショッキングな」イベントが転機となり運動を始めるケースである．生活のため，さらには「二度とこんな思いはしたくない」という強い動機づけがあるため，このケースはその後長期にわたって運動習慣が継続されるケースが多いが，本来は「一次予防」として運動が介入することが望ましい．

一方で，平成28（2016）年国民健康・栄養調査によると，30歳代では，運動習慣のある者は男性18.4％，女性9.8％と，年代別では最も低くなっている．平成23（2011）年10月の「健康日本21最終評価」においても，「運動習慣者が増加しなかった」と報告されており，その理由として「行動に移せない人々に対するアプローチを行う必要がある」と結論付けている．男性は60歳代，女性は50歳代から再び運動習慣をもつ者割合が増加することから，こうしたアプローチを特に20・30歳代に行うことが必要ではないだろうか．

2) 運動指導の基準（エクササイズガイド2013）

厚生労働省は，2006年に「健康づくりのための運動基準2006」および「健康づくりのための運動指針2006＜エクササイズガイド2006＞」を策定した．これは，生活習慣病の予防に必要な身体活動量と体力の基準に基づき，安全で効果的な運動を広く国民に普及することを目的として策定されたものであったが，このエクササイズガイドを普及するうえでは，「身体活動量」を計算する必要があり，広く一般に理解されたとは言いがたい状況であった．

(備考) エクササイズガイド2006における身体活動量の計算について

活動強度を示す「メッツ」に，時間を乗じて「メッツ・時」を求め，これを「エクササイズ（Ex）」という単位に置き換えて表示する．ただし，身体活動量としてカウントできるのは，3メッツ以上の強度の活動のみとされている．例として，ドッジボール（5.0メッツ）を行った場合の身体活動量は，以下のように計算される．

○30分実施：5.0（メッツ）×0.5（時間）＝2.5（エクササイズ）

○1時間30分実施：5.0（メッツ）×1.5（時間）＝7.5（エクササイズ）

※時間は実際に活動した時間のみをカウントし，休憩時間は含めない．

※身体活動は，「運動（体力の維持・向上を目的として，計画的・意図的に行うもの）」と「生活活動（家事や通勤・通学といった日常生活で動きを伴うもの）」に分類される．

なお，エクササイズガイド2006では，健康づくりのための身体活動量として23エクササイズ以上の活発な身体活動を行い，そのうち4エクササイズ以上を「活発な運動」とすることを目標としていた．

筆者も，実際に健康づくりの指導を行う際，このエクササイズガイド2006に基づいた指導を試みたが，現場では以下のような課題があった．

■1週間の生活を記録し，それぞれの強度・時間を把握することが困難

■1週間の生活を振り返った場合，その記憶の正確性が疑われるケースがある

■主観的な強度や活動時間は，過大評価される傾向がみられる

近年では，スマートフォンに身体活動・強度を記録する機能が搭載された機種もあるが，携帯の方法によって誤差が大きくなるため，評価として記録を使用するのは困難であることが多い．したがって，実際の身体活動を数量化し，客観的に評価するという方法は，大変ハードルの高い方法であったと言わざるを得ない．

その後蓄積された科学的知見に基づき改定されたものが，「健康づくりのための身体活動基準2013」および「健康づくりのための身体活動指針（アクティブガイド）」であるが，「2006」で課題となっていた指標については，かなり簡略化されている．健康寿命という，まさに国家の課題ともいえるキーワードが打ち出され，誰しもが目標値を目指すのではなく，今よりも改善する工夫・努力をするよう働きかけられている点が，大きな変化といえるだろう．

なお，「運動基準・運動指針の改定に関する検討会報告書（平成25（2013）年3月）」の中で，18歳未満の運動について，以下のように記述されている．

「生活習慣病及び生活機能低下のリスク低減効果に関するエビデンスが十分

でないため，定量的な基準は設定しないが，家族がともに身体活動を楽しみながら取り組むことで，健康的な生活習慣を効果的に形成することが期待できる．子どもの頃から生涯を通じた健康づくりが始まるという考え方を育むことが重要である．」

3）運動・遊びのための環境づくり

子どもから大人まで，運動が必要であることは明確であるが，その環境を整えること，とくに子どもの遊び場，運動の場を提供することも重要な課題である．学校体育は，その場所の一つと考えることができるが，平成20（2008）年の学習指導要領改善の提言において，「運動する子どもとそうでない子どもの二極化が認められ，また子どもの体力の低下が依然深刻である」とし，これに基づいて「体つくり運動」の導入，自分の好みに応じたスポーツの選択といった取組を始めている．

一方で，家庭での運動・遊びについては，遊ばせる側の大人の悩みも明確となっている．前述の民間企業の調査で，子どもの遊ぶ場所について調査（複数回答可）したところ，「近くの公園」「自宅 / 室内」がそれぞれ7割を超えていたが，そこで遊ぶ時間は，「近くの公園」が「30分未満」「30分～1時間未満」が63.3％だったのに対し，「自宅 / 室内」では2時間以上と答えた者が合わせて56.6％であった．これは，多くの子どもが室内で日常的に長時間遊んでいる実態を明らかにしたものである．

また，近年の調査（株式会社ボーネルンド，2019）では，母親が「子どもとの遊びが，ながら遊び（家事をしながら・スマートフォンやテレビを観ながら）になっていること」に悩んでいることや，「父親には自分が苦手な運動遊びや自然に触れ合う遊びをしてほしい」と考えていることが明らかとなった．体を動かす機会が減っていることも，母親自身が感じており，65.3％の母親が「自分が子どもの頃と比較し，体を使った遊びが減っている」と回答し，その原因としては「公園など遊ぶ場所の減少」や「一緒に遊ぶ仲間の減少」が挙げられた．

ニュースなどで，公園の遊具で遊んでいた子どもがけがをした，という報道を目にすることが多い．こうしたケースでは，遊具の点検を行うことは発表されるが，その後どうなったか，ということまで把握されることは少ない．遊びなれていない，体力や運動能力が発達していない子どもがけがをし，それを「危険だ」といって排除すれば，確かにけがのリスクは排除されるのであろうが，ますます子どもの遊ぶ場所を失っていくことになるのではないだろうか．さらには，子どもが被害者となる事件も相次いでおり，こうした治安の問題も，大人の不安を助長し，子どもを外で遊ばせにくい，という考えに拍車をかけていることは間違いない．

近年では，スマートフォンの普及により，GPS機能を活用したゲームも人気を博している．ゲームといえば「室内に閉じこもってやる」というイメージであり，とくに子どものゲームへの依存に対しては問題視されることが多い．一方で，閉じこもり傾向にある高齢者においては，こうしたゲームを「外出する機会を創出した」と評価する考え方も生まれている．今後も，科学の発展に伴い，新たな技術や商品が開発されるであろう．これらを活用し，その年代に応じた「健全な活用方法」を模索することが求められている．

人口構造の変化により「元気な高齢者が人口減少社会を支える」という考え方が生まれた現代において，「運動を介した健康づくり」は，まさに国家の課題であり，これを幼少期から時間をかけて育んでいくための環境づくりが急務である．

引用文献

株式会社ボーネルンド（2017）『体育の日』を機に「体を動かすあそび」と「スポーツ」の関係性に関する調査を実施＜ https://www.bornelund.co.jp/contents/uploads/sites/2/2017/10/91604775ab0eaaca9054d17662c3c3761.pdf ＞

株式会社ボーネルンド（2019）パパ・ママの「子どもとのあそび」に関する調査＜ https://www.bornelund.co.jp/contents/uploads/sites/2/2019/04/2fe508dca396e6c8281c683355e4bcfe.pdf ＞

参考文献

厚生労働省（2013a）「健康づくりのための身体活動基準2013」及び「健康づくりのための身体活動指針（アクティブガイド）」について＜ https://www.mhlw.go.jp/stf/houdou/2r9852000002xple.html ＞

厚生労働省（2013b）運動基準・運動指針の改定に関する検討会 報告書（平成25年3月）＜ https://www.mhlw.go.jp/content/000306883.pdf ＞

文部科学省（2012）幼児期運動指針について＜ http://www.mext.go.jp/a_menu/sports/undousisin/1319192.htm ＞

スポーツ庁（2018）平成29年度体力・運動調査結果の概要および報告書について

< http://www.mext.go.jp/sports/b_menu/toukei/chousa04/tairyoku/kekka/k_detail/1409822.htm >

［加藤　真裕］

5．喫煙・受動喫煙防止への取組

1）タバコをめぐる現状

ここ10年，わが国において習慣的に喫煙している者の割合は，有意に減少している．しかしながら，受動喫煙による死亡者が年間15,000人もいるほど（片野田，2016），受動喫煙の問題は深刻である．2020年に行われる東京オリンピック・パラリンピックを1つのきっかけに，受動喫煙対策をさらに強化していくことが必要と考えられ，「健康増進法」が改正された．2017年の厚生労働省の国民健康・栄養調査の結果によると，現在習慣的に喫煙している者の割合は17.7％であり，男女別にみると男性29.4％，女性7.2％である．国民の2割に満たない喫煙者数にかかわらず，受動喫煙は日常的に起こり得るものである（厚生労働省，2018a）．非喫煙者が受動喫煙に遭遇した場所として，最も多いのが「飲食店」で，次いで「遊技場」「路上」「職場」である．いずれも身近な場所であり，受動喫煙の脅威にさらされている（厚生労働省，2017）．

「健康増進法」は，2002年に，国民の健康増進と保健向上を図るために制定された．第25条の「受動喫煙の防止」では，受動喫煙を生じさせることがないよう周囲の状況に配慮しなければならないとある．この法令で，公共の場では分煙化が進んだものの，罰則はなく，喫煙者のマナーに頼らざるを得なかった．

世界保健機関（WHO）の調査によると，公衆の集まる場（public places）すべてに屋内全面禁煙義務の法律があるのは，世界の186カ国中55カ国である．日本では，2017年時点でまだ屋内全面禁煙義務の法律がなく，世界の喫煙規制状況から鑑みると最低レベルの状態である．日本の喫煙規制が進まないのは，かつては「煙草専売法」が施行され，国営企業（「日本専売公社」）として，販売を独占し，その売り上げが国の財政を支えた背景があるからである．

2010年にローザンヌにおいて，WHOと国際オリンピック委員会が，「すべての人々に運動とスポーツを奨励し，タバコのないオリンピックを実現し，子どもの肥満を予防するために健康的なライフスタイルを奨励すること」としたため，すべてのオリンピック開催国・開催予定国は，罰則を伴う法規制を実施している．しかしながら，2016年に東京オリンピックの開催が決定した時も，世界の喫煙規制の流れから日本は取り残された状況にあった．翌年の2017年にはWHOの事務局長から，政策として，特に屋内の公衆の集まる場での完全禁止を全国レベルで実施するよう要請があった．そこで，「健康増進法の一部を改正する法律」（以下，「改正健康増進法」という．）が2018年7月に成立し，2020年4月より全面実施とした．多くの施設で屋内喫煙が原則禁煙になり，罰則も定められ，今までは喫煙者のマナーに頼っていたものが，ルール化された．改正健康増進法では，20歳未満の人を喫煙できる場所へ立ち入らせてはならないため，小さい子どもを連れて喫煙ルームに入ることはできなくなった．世界の中でも遅れていた日本の取組が，わずかに進み始めた．

「未成年者喫煙禁止法」は，1900年に公布され，2000年には，「一部を改正する法律」で罰金の最高金額が50万円に引き上げられ，販売者は年齢確認が必要となった．また，2022年には民法改正により「未成年者」は，18歳未満の者を指すことになるが，健康被害防止および非行防止の観点から，喫煙も飲酒も引き続き20歳未満の者に対して禁止とした．未成年の喫煙は，健康影響が大きいうえ，より強くニコチン依存症に陥りやすく，喫煙以外の薬物依存の入り口となることも，より大きな問題であるからだ．

2）タバコ規制の取組

「たばこの規制に関する世界保健機関枠組条約（WHO Framework Convention on Tobacco Control：FCTC）」は，日本では「たばこ規制枠組条約」として知られている．2003年ジュネーブで作成され，世界的には公衆衛生分野における初めての多数国間条約として発効された．日本は，当初から条約を受諾し，2005年に発効した．2018年12月現在で締約国は日本を含め181カ国である．

主な条約の1つは，タバコ消費を減らすための値上げと増税である．すでに1998年には，たばこ特別税ができ，その後2003年，2006年，2010年と増税されている．2010年の増税は，それまでの増税が1本当たり1円に満たないものであったが，1本当たり3.5円の増税となった．2014年には消費税が5％から8％に，2019年には，8％から10％になるのに加え8年ぶりにたばこ税の増税がきまり，さらに3円高くなる．タバコには「国たばこ税」「地方たばこ税」「たばこ特別税」「消費税」4種類の税が含まれているため，税負担率は価格のうち6割以上を占めている．

2つ目は，タバコ製品の包装とラベル表示方法である．少なくとも30％，望ましくは50％を占める大きさで，主な表示領域に政府の承認した数種類の有害警告を交替で包装に表示すること，2008年には，「ライト」「マイルド」「低タール」のようなタバコの危険性に対し誤解や虚偽となり得る言葉を禁止した．

加えて，タバコの広告，販売促進，スポンサー活動の包括的な禁止を5年以内の2010年までに実施すること，2008年には未成年者が一番利用する自動販売機に成人認識ICカードの導入をすることとした．他にも「たばこの煙にさらされることからの保護」という観点から，屋内の職場や公共の場所を全面禁煙とした．

また，WHOは1989年より，5月31日を「世界禁煙デー」とし，喫煙しないことが一般的な社会習慣となることを目指した．日本では，1992年より世界禁煙デーに始まる1週間を「禁煙週間」と定め，各地域でさまざまな施策を行っている（日本禁煙学会，2006）．

3）タバコの多様化

日本では，煙管に利用する「刻みタバコ」が主流であったが，「紙巻タバコ」が人気となり，商品開発や広告などに力を注がれ，様々な銘柄が販売された．しかし，健康志向の高まりと，世界の喫煙規制の動向により，日本での販売量は1996年をピークに縮小している（一般社団法人日本たばこ協会，2018）．近年では，新しいタバコ「加熱式タバコ」への移行が増えている．

加熱式タバコは，タバコの葉を燃焼させず，熱によってタバコの葉を直接加熱したり，熱によって発生させた蒸気をタバコの葉に通過させたりするものである．アメリカの世界最大タバコメーカーであるフィリップモリス社は，「IQOS」という喫煙具を開発し，世界に先駆け2014年11月に名古屋で試験販売を行い，現在の爆発的なヒットを起こした．この急速な売れ行きからフィリップモリス社は，2017年には将来的に従来の紙巻タバコの製品から撤退することを表明している．

この加熱式タバコは，燃焼による煙や独特な匂いがでないことが特徴ではあるが，タバコの葉を使用しているため，決して害がなくなったわけではない．「新型タバコ」と呼ばれる加熱式タバコや電子タバコは，従来のタバコより有害物質が少ないと積極的に販売され，世界中で急速に拡大している．しかし，WHO は 2019 年に製品にリスクがないわけではなく，長期間使用における影響がわかっていないことを強調し，有害物質が含まれるため健康上のリスクがあるので，従来の紙巻きタバコと同じように規制が必要だという報告書を発表した．

4）タバコの害

日本人の三大死因に「がん」が含まれるようになって，60 年以上が経つ．1950～1980 年代にかけて何よりも圧倒的に多かった「胃がん」が横ばいであるのに対し，「肺がん」は，急激な増加がみられた．その背景には，1960 年代の成人男性の喫煙率が 80％だったことが考えられる（(公財) 健康・体力づくり事業財団，2018）．1990 年には，急速に増加する肺がんが 10 年後には最多になることを予測されていたが，2000 年目前に，胃がんを追い抜き，今なお増加をし続けている（厚生労働省，2018b）．

喫煙と肺がんの関連性は高い．男性の場合，喫煙者と非喫煙者のがんの発生部位別にみた死亡に対する相対危険度は，男性の場合，肺が最も高く，咽頭・口腔，食道と続く．喫煙開始年齢との関連性も報告されており，喫煙開始年齢別肺がん標準化死亡率は，男性の場合，非喫煙者に対し，20 歳未満で喫煙をした人の方が 5.5 倍以上高くなる．若い未熟な身体には強く影響を及ぼすことと，喫煙期間が長期化することが原因といえる（厚生労働省，2006）．

タバコの煙の中には，タバコ自体に含まれる物質と，それらが不完全燃焼することによって生じる化合物が含まれており，粒子成分約 4,300 種類，ガス成分約 1,000 種類，合わせて約 5,300 種類といわれている．その中には，約 70 種類もの発がん物質が含まれている．これらの有害物質は，肺から血液を通じて全身の臓器に運ばれ，DNA を傷つけるなどしてがんの原因となる．タバコの喫煙者本人と，肺，口腔・咽頭，喉頭，鼻腔・副鼻腔，食道などに起こるがんとの因果関係ついて，「科学的証拠は，因果関係を推定するのに十分である（レベル 1）」と判定された．また，がんに限らず，虚血性心疾患，脳卒中，慢性閉塞性肺疾患（COPD），2 型糖尿病の発症も，喫煙と疾患の因果関係は 4 段階中一番高いレベル 1 と判定されている.

2017 年の厚生労働省の調べによると，喫煙者で「やめたくない」と思っている人は，男性 28.9％女性 18.7％に過ぎず，「やめたい」「本数を減らしたい」と思っている人が男女ともに半数を超えている（厚生労働省，2018c）．しかし，麻薬であるヘロインやコカインなどと同様に，強い依存性を持つ「ニコチン」が脳に作用し，強い快感を起こさせるため，禁煙をすることに困難を伴う．ニコチンは，アルカロイドの一種であり，毒物および劇物取締法に毒物として指定された物質である．このニコチン依存症から抜け出すためには，自分自身で禁煙を試みるよりも，「禁煙外来」を活用し，医師の的確な意見と投薬による治療で禁煙を目指す方が，成功率が高い．禁煙にかかる費用は，以前は全額自己負担であったが，条件にあった者は保険が適用されたり，ニコチンパッチも保険薬として処方されたりするようになり，時代とともに変化をしている.

日本は，先進国の中で最もタバコの値段が安く，国の規制が少ないため喫煙しやすい環境といえる．しかし，ラグビーワールドカップを迎え，さらに東京オリンピック・パラリンピックなどの世界規模の大会を迎える状況の中で，世界水準で喫煙規制に取り組んでいかなくてはならない．中高生へのタバコ教育は，多くの生徒が，そもそも喫煙願望がないため，問題意識をもって学ぼうとしない．しかし，実際に外国のタバコと日本のタバコを授業に持っていき，表示の違いについて法令と照らし合わせながら見せていくと，積極的に授業に参加する姿が見られる．喫煙率が下がっている中，喫煙そのものの害以上に，自分の近くにいる人が喫煙者だったら，自分にどのような害があるのか，またそれが妊婦であったらどのような害があるのかなど，実際に自分の身に降りかかる出来事として伝えていくことが適切である．若者がタバコを始めることがない環境を作り出すためには，家庭・学校・社会が連携し，喫煙に対する教育を身近な事柄として行う必要がある．受動喫煙をなくすために，分煙や喫煙制限を行うことも必要だが，それ以上に喫煙を始めさせないことが大切である.

引用文献

片野田耕太（2016）厚生労働省開催「世界禁煙デー記念イベント」講演資料.

厚生労働省（2006）第 2 回たばこ対策関係省庁連絡会議－資料 7 喫煙の健康影響について－＜ https://www.mhlw.go.jp/topics/tobacco/kaigi/060810/07.html ＞

厚生労働省（2017）受動喫煙防止対策徹底の必要性＜ https://www.mhlw.go.jp/

file/04-Houdouhappyou-10904750-Kenkoukyoku-Gantaisakukenkouzoushinka/0000172629.pdf >
厚生労働省（2018a）平成29年 国民健康・栄養調査の概要．pp27－29．< https://www.mhlw.go.jp/content/10904750/000351576.pdf >
厚生労働省（2018b）人口動態統計年報 主要統計表，死亡：第7表，第15表< https://www.mhlw.go.jp/toukei/saikin/hw/jinkou/suii09/index.html >
厚生労働省（2018c）平成29年 国民健康・栄養調査報告．p165．< https://www.mhlw.go.jp/content/000451755.pdf >
日本禁煙学会（2006）タバコ規制枠組み条約 国内実行ガイド 日本語版< http://www.nosmoke55.jp/data/0605fctcguide.pdf >
一般社団法人日本たばこ協会（2018）年度別販売実績（数量・代金）推移一覧< https://www.tioj.or.jp/data/pdf/190424_02.pdf >
文部科学省（2018）かけがえのない自分，かけがえのない健康（中学生用）< http://www.mext.go.jp/a_menu/kenko/hoken/08111804.htm >
（公財）健康・体力づくり事業財団（2018）最新たばこ情報　成人喫煙率
文部科学省（2018）健康な生活を送るために（高校生用）< http://www.mext.go.jp/a_menu/kenko/hoken/08111805.htm >

［大林　直美，小磯　透］

6．飲酒と健康・薬物乱用防止

1）飲酒と健康

お酒は，日本では昔から祭祀に欠かせないものであった．五穀豊穣や無病息災を祈り，収穫に感謝し，「お神酒（おみき）」として神に供えた．お神酒の御下がりを飲むことで，厄払いなど，神と人とを結びつける役割を担っていた．お酒は，祭礼や慶事の際に集団で飲むものであったが，次第に小人数あるいは個人で飲むことが一般的になり，現代に至っている．茶道の茶事の中でも，「千鳥の盃」というものがある．亭主が客人をもてなす際に，客人一人ひとりと盃の酌み交わしをする．お酒を飲むことは，主人と客，仲間同士などが，親しみを表す風習となり，温かい交流を深めるものであった．

2013年「アルコール健康障害対策基本法」が制定され，その第1条の書き始めにも，「この法律は，酒類が国民の生活に豊かさと潤いを与えるものであるとともに，酒類に関する伝統と文化が国民の生活に深く浸透して・・・」と，お酒に対する日本人の特別な感情を表現している（厚生労働省，2013）．しかし，現代社会では不適切な飲酒も増えており，アルコールで健康障害を起こし，本人や家族への深刻な影響や重大な社会問題を生じさせることがあることも認識する必要がある．お酒に甘い日本文化という現状を踏まえながらも，「お酒は20歳になってから」（という指導）ではなく，お酒は飲まない，という指導をするのが学校教育の基本的スタンスである．法律上は20歳から喫煙が可能だからといって，20歳になったら吸う，という指導はしない．一生タバコとは無縁な生活を送ろうと指導するのと同様である．

（1）飲酒運転

2006年の飲酒運転による3人の子どもが亡くなる痛ましい事故などから，社会的に飲酒運転への危険性の意識が高まり，翌2007年に道路交通法改正で，飲酒運転が厳罰化された．この事故から2年後には自家用自動車の飲酒運転検挙率は35％までに減った．しかし，事業用自動車の飲酒運転検挙率は60％もあり，大きくは減らなかった．そのため「事業用自動車総合安全プラン2009」が制定され，2011年にアルコール検知器利用を義務化し，行政処分も厳しくなった（国土交通省，2009）．

2019年には航空法に基づく操縦士の飲酒基準も改訂された．航空法第70条「航空機乗組員は．酒精飲料又は麻酔剤その他の薬品の影響により航空機の正常な運航ができないおそれがある間は，その航空業務を行ってはならない．」とあったのが，「正常な運航」という曖昧な表現を，アルコール濃度を明記したものとなった．

（2）飲酒による社会問題

特定非営利活動法人ASK（アルコール薬物問題全国市民協会）によると，「飲酒の強要」「イッキ飲ませ」「意図的な酔いつぶし」「飲めない人への配慮を欠くこと」「酔ったうえでの迷惑行為」の5つをアルコール・ハラスメントと定義している．このASKは，1983年に大学生の死亡事案をきっかけに市民団体として発足し，その後特定非営利活動法人（NPO）として認可を受け，アルコールをはじめとするインターネット・ゲーム・ギャンブル依存などの予防や早期発見など，治療や回復の支援をしている団体である．死亡に至った飲酒の経過が複数公表されており，いずれの事案も，周囲の知識の低さが死に至らしめたものであり，アルコール教育の欠如が明らかになっている．

厚生労働省の調査から，生活習慣病のリスクを高める量を飲酒している割合は，2010年と2017年を比べると，男性は有意な増減はないが，女性は有意に増えている．女性は男性に比べ，血中アルコール濃度が高くなりやすく，アルコール代謝能力も低いため，肝硬変やアルコール依存症になりやすい．飲酒量に比例して乳がんや胎児性アルコール症候群のリスクもあがり，健康障害へと繋がることが懸念されている．同じように未成年者も大人と比べて身体への影響は大きいといえる．1922年に「未成年者飲酒禁止法」が公布され，2000年には，たばこと同様に「未成年者喫煙禁止法及び未成年者飲酒禁止法の一部を改正する法律」で罰金刑が厳しくされた．また，成人年齢を18歳に引き下げる改正民法が施行される2022年以降でも，「満20歳に至らざる者」から「20歳未満の者」と改正され，これまでのように20歳未満の者は，飲酒が禁止されている．

（3）アルコール依存症

体内に摂取されたアルコールは，胃から吸収され，残りは小腸へ送られる．特に空腹時の飲酒は，胃よりも吸収の速い小腸に流れ込むため，アルコールの吸収が速くなり，血中濃度が急激に上がり悪酔いの原因になることがある．アルコールは，胃や小腸から吸収された後，静脈から肝臓を通過しアルコール脱水素酵素（ADH）によって，有毒なアセトアルデヒドに酸化される．この有害なアセトアルデヒドは2型アルデヒド脱水素酵素（ALDH2）によって無毒な酢酸に酸化されるが，そのALDH2は活性型，低活性型，非活性型という遺伝で決まっている3つのタイプに分けられる．日本人は，4割以上の人が低活性型，非活性型で，アセトアルデヒドが酸化しきれず，フラッシング反応を引き起こす．フラッシング反応とは，顔面紅潮・動悸・頭痛などの反応のことである．

アルコール依存症の症状には，飲酒したいという強烈な欲求や飲酒のコントロールができない精神依存と，アルコールが体から切れてくると手指のふるえや発汗などの離脱症状が出現する身体依存がある．アルコール依存症になると，その人にとって大きな価値をもっていたもの，たとえば家族との時間や仕事などよりも，単に飲酒をすることが何よりも優先的な行動となってしまう．また，依存症でない人と比べ，6倍も自殺の危険性が高いといわれている．

2）薬物乱用防止

近年，芸能人やアスリートの大麻やコカイン，覚せい剤などの使用による薬物乱用の社会問題がニュースで騒がれている．2019年の政府広報オンラインでは「若者を中心に大麻による検挙者が急増！」とある．大麻による検挙者数は，2013年の1,555人から2018年には3,578人に達し，過去最多を大幅に更新した．薬物事犯全体（覚醒剤事犯，大麻事犯，麻薬および向精神薬事犯およびあへん事犯）の検挙者数は，近年横ばいが続く中，大麻事犯の増加が薬物事犯検挙者数全体を押し上げている．大麻事犯の人口10万人当たりの年代別検挙人員の推移をみると，50歳以上が横ばいとなっている一方，約半数が30歳未満であり20歳代・30歳代の増加が顕著である．若者に広がる薬物乱用をこれ以上増やさないことが必要である（内閣府，2019）．

（1）薬物乱用のはじまり

薬物乱用とは，社会のルールからはずれた方法や目的で薬物を使うことである．覚醒剤などの違法薬物は，たとえ1回だけの使用でも乱用になり，同時に犯罪になる．また医薬品は，本来の目的以外で使えば乱用となる．

薬物依存者の過去を振り返って，どのような薬物がどんな順序で使われているのかを示した資料によると13.6歳でタバコを吸い始め，14.4歳で飲酒，15.2歳でシンナーを始めている．そして，10歳代後半で大麻，20歳前後で覚せい剤，その後処方薬・市販薬の乱用を開始している．薬物依存症の患者が経験する薬物にはそれなりの順序性があり，「タバコ」「大麻」「覚せい剤」の順が多い．最近では，覚せい剤も注射器よりも，痕を残さず手軽なあぶって吸う方法が広まっており，いずれの使用方法も「煙を吸い込む」ということから，低年齢から開始されるタバコは，「薬物乱用の原点」となるといえる．タバコを一度も吸ったことのない人に大麻をすすめても，煙を吸うこと自体に強い抵抗感があるが，以前からタバコを吸っていれば，大麻の煙を吸い込むことは容易であり，心理的な抵抗感もそれほど大きなものではないといえる（嶋根ら，2005）．

（2）薬物乱用防止の法律

日本には「麻薬及び向精神薬取締法」「大麻取締法」「覚せい剤取締法」「あへん法」「毒物及び劇物取締法」などの法律がある．また，麻薬や大麻，覚醒剤を輸入したり，製造したり，あるいは有償・無償を問わず他人に渡したり，他人から受け取ったり，所持したり，使用したりすると厳しく罰せられる．薬物乱用は，社会生活に大きな影響を与えるため，社会全体が薬物に対して正しい知識を持ち，薬物を受け入れない姿勢を持つことが大切である．

（3）危険ドラッグへの取組

覚醒剤・大麻の成分に化学構造を似せて作られた物質などが添加された薬物が，合法ハーブ，お香などと称して誰でも買えるように販売されている．しかしこれらは，幻覚等の作用があり，使用した場合に健康被害が発生するおそれのあるため，医薬品医療機器法に基づき「指定薬物」とした．しかし，その後も，薬物を使用した状態で運転をし，死亡事故を起こす事件が相次ぎ，危険ドラッグ乱用の根絶のため，以下の緊急対策がなされた．

・販売店舗対策：2014 年 8 月に医薬品医療機器法（旧薬事法）に基づく検査命令及び販売等停止命令を初めて実施．継続的な取締により実販売店舗は壊滅．

・ネット販売対策：2014 年 12 月以降，議員立法による法改正を活用し，インターネット対策を強化．189 サイトを閉鎖．

・水際（輸入）対策：2015 年に，議員立法により可能となった危険ドラッグ輸入者への検査命令手続を税関と行い，初の検査命令を発動．実質的に輸入を差し止め．（36 件）（厚生労働省，2015）

（4）依存とフラッシュバック

薬物は，脳に直接作用し，中枢神経を興奮させたり，抑制したりして，多幸感や爽快感を引き起こす性質がある．薬の効果がなくなると，不安やイライラが起こり，その身体的苦痛から逃れるために，また薬物を使わなくてはならない状況に陥る．これが，薬物依存のはじまりである．さらに，使用を継続すると，同じ量では多幸感などが得られなくなったり，長く続かなくなったりする．これが，薬物耐性である．そのため．使用する量や回数がどんどん増えていく．いつでも辞められると思っても，自分の意志ではやめられなくなるのが薬物の恐ろしいところである．

また，薬物の乱用をやめても，不安や不眠といったストレスがきっかけで突然，幻覚や幻聴，被害妄想などの症状があらわれる．これを「フラッシュバック」といい，覚せい剤乱用者にはよくみられる症状である．依存症から回復するためには，禁煙同様に自分の意思だけに頼っていてはなかなか成功しない．まず専門医療機関を受診し，きちんとした診断・治療を受け，正しい方法を専門家と相談することが近道であり，ほかにも，自助グループに参加して仲間と一緒に進めていくことが有効である．

引用文献

厚生労働省（2013）アルコール健康障害対策基本法.

国土交通省（2009）事業用自動車総合安全プラン 2009，参考資料 5.

特定非営利活動法人 ASKWeb サイト＜ https://www.ask.or.jp/ ＞

厚生労働省（2017）平成 29 年国民健康・栄養調査結果の概要，p26.

内閣府（2019）若者を中心に大麻による検挙者が急増！「誘われて」「興味本位で」が落とし穴に．政府広報オンライン．＜ https://www.gov-online.go.jp/useful/article/201806/3.html ＞

嶋根卓也・三砂ちづる（2005）青少年と薬物乱用・依存．保健医療科学，54：119-126.

厚生労働省（2015）薬物乱用の現状と対策．＜ https://www.mhlw.go.jp/bunya/iyakuhin/yakubuturanyou/dl/pamphlet_04.pdf ＞

文部科学省（2018）かけがえのない自分，かけがえのない健康（中学生用）＜ http://www.mext.go.jp/a_menu/kenko/hoken/08111804.htm ＞

文部科学省（2018）健康な生活を送るために（高校生用）＜ http://www.mext.go.jp/a_menu/kenko/hoken/08111805.htm ＞

［大林　直美，小磯　透］

9章 分野別の教育内容の要点(2) 生活行動と健康(2)

1．自己や他者の尊重

1）保健授業における人間関係づくりの必要性

近年，日本では子どもの「いじめ」とそれが原因と思われる自殺が，深刻な問題になっている．また，日本の子どもは友人との人間関係づくりが苦手であるとの指摘がされている．他の国の子どもより自己否定的であるとの報告もある．このような状況下で，保健教育（学校健康教育）においても，自己や他者の尊重に関する指導の重要性が指摘され，各校種の保健教育でも特別活動を中心として取り扱うこととされている．

家田ら（1999）は，学校健康教育の内容体系案の中で，「個性の尊重」「自己や他者の尊重」「意志を伝える・受け取る」などを題材として扱うよう主張している．また，カナダやオーストラリアなどの諸外国においても，多様な人種が共存する中，お互いを尊重するような人間関係づくりを意図した授業が展開されている．今後，日本の保健授業においても積極的に取り扱う題材であると思われる．

2）アイスブレーキング

アイスブレーキングとは，授業最初の導入部分において生徒の心と体の緊張をときほぐすために行われるものである．アイスブレーキングのねらいについて浅野（2006）は，「①緊張をほぐす，②参加者相互のつながりを生み出す，③ワークショップへのテーマへの関心を共有し，広げ深めていく，④参加者に『やっていけそうだな』との自信とやる気を育む」と述べている．

とくに，保健授業の１回目（授業開き）は，生徒同士あるいは教師と生徒との出会いである．最初の授業において，生徒同士あるいは教師と生徒との人間関係を築くことが，1年間授業を行ううえで大変重要になってくる．その際，アイスブレーキングを意図したアクティヴィティを取り入れることにより，楽しく活動を行いながら生徒同士が人間関係づくりを行うことができる．同時に，保健授業に対する興味・関心を高めることにもつながる．その意味においても，アイスブレーキングの役割は大変重要である．

3）自己や他者の尊重に関する実践例

以下に，自己や他者の尊重を意図するアクティヴィティを紹介する．

（1）自己紹介・他者発見ビンゴゲーム

この自己紹介・他者発見ビンゴゲーム（以下，ビンゴゲーム）は，初対面の場面や生徒同士の人間関係ができていない状態の時に行うと，より効果的なアクティヴィティである（表9–1）．このビンゴゲームを行う目的は，自己理解，他者理解，自己・他者共通点理解，自己・他者異質点理解などに関して新しい発見をすることに主眼をおいている．ビンゴゲームの方法は，以下のとおりである．

①ビンゴゲームが書かれた用紙を1人1枚配布し，名前を用紙に記入させる．
②教師がビンゴゲームの説明を行う．その際，ビンゴのマスは，1人1マスずつしか埋められないことも確認させる．
③生徒がペンと用紙をもってビンゴゲームを行う．1列目のビンゴができた人は，教師に用紙を見せる．教師は確認後，2列目のビンゴを目指すように指示する．また，他の人のビンゴができるように協力するよう促す．
④時間やビンゴの状況をみて終了する．
⑤生徒がビンゴゲームを行った感想や意見などを出し合い，ゲームの振り返りを行う．

ビンゴゲームを行うポイントは，以下のとおりである．

a. 生徒が，人間関係づくりや楽しい雰囲気づくりを行う．
b. 生徒が，保健授業への興味・関心および健康意識を高める．
c. 教師は保健担当者として，担当クラスの生徒の雰囲気や健康状態の観察を行う．

ビンゴゲームを保健授業の1回目で実施する際，クラスの雰囲気，生徒の状況や様子を確認し，今後の保健授業運営や保健指導などに活かすことが重要で

表9-1　自己紹介・他者発見ビンゴゲーム

私の名前〔　　　　　　　　　　　　　　〕

同じ趣味 ＿＿＿ 名前＿＿＿	異なる自分のよいところ(長所) 私＿＿＿ あなた＿＿＿ 名前＿＿＿	同じ好きな場所(旅行も含む) ＿＿＿ 名前＿＿＿	同じ好きなスポーツ ＿＿＿ 名前＿＿＿	異なる睡眠時間 私＿＿＿ あなた＿＿＿ 名前＿＿＿
同じ出身県 ＿＿＿ 名前＿＿＿	異なるストレス発散法 私＿＿＿ あなた＿＿＿ 名前＿＿＿	同じ好きな食事 ＿＿＿ 名前＿＿＿	異なる得意科目 私＿＿＿ あなた＿＿＿ 名前＿＿＿	異なる安全な行動 私＿＿＿ あなた＿＿＿ 名前＿＿＿
異なる方言使用 私＿＿＿ あなた＿＿＿ 名前＿＿＿	同じ朝食 ＿＿＿ 名前＿＿＿	異なる保健体育教師になる理由 私＿＿＿ あなた＿＿＿ 名前＿＿＿	同じ誕生日月 ＿＿＿ 名前＿＿＿	異なるボランティア経験 私＿＿＿ あなた＿＿＿ 名前＿＿＿
同じ高等学校時代の印象的体験 ＿＿＿ 名前＿＿＿	同じ通学手段 ＿＿＿ 名前＿＿＿	異なるゼミ 私＿＿＿ あなた＿＿＿ 名前＿＿＿	異なる都道府県採用試験 私＿＿＿ あなた＿＿＿ 名前＿＿＿	同じ大学生活でやりたいこと ＿＿＿ 名前＿＿＿
異なる夢 私＿＿＿ あなた＿＿＿ 名前＿＿＿	同じ健康習慣 ＿＿＿ 名前＿＿＿	異なる部活・サークル 私＿＿＿ あなた＿＿＿ 名前＿＿＿	異なる海外旅行(希望も可) 私＿＿＿ あなた＿＿＿ 名前＿＿＿	同じマイブーム ＿＿＿ 名前＿＿＿

(浅野　誠，デイヴィッド・セルビー編（2002）グローバル教育からの提案－生活指導・総合学習の創造．日本評論社，p105より引用改変)

ある．

（2）みんなの木，個性のりんご

みんなの木，個性のりんごは，クラスの人間関係を円滑にし，生徒一人ひとりのよさを尊重する力を高めたい場合に行うとよい(図9-1)．2つのアクティヴィティを行う目的について，みんなの木は，他者発見，自己・他者共通点や異質点を発見するのに有効であり，個性のりんごは，自己発見を主眼においたアクティヴィティである．この2つのアクティヴィティは，同時に行うことが

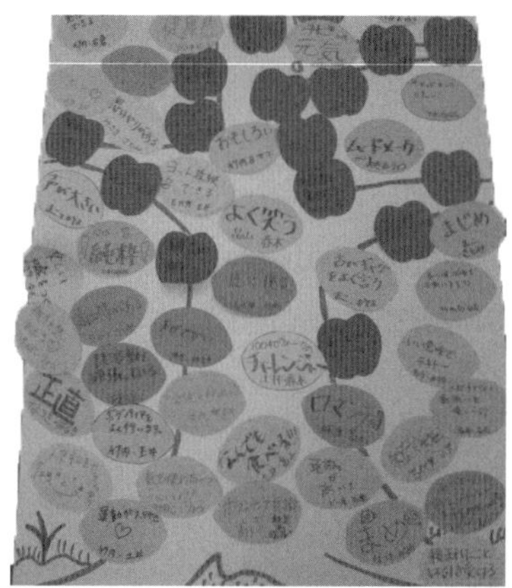

図9−1　みんなの木，個性のりんご

できる．2つのアクティヴィティの方法は以下のとおりである．

①模造紙に葉っぱのない木の根，幹（裸の木）を教室の前に貼る．

②各グループに葉っぱ（1人3〜4枚），リンゴ（1人1個），のり，カラーマジックを人数分配布する．葉っぱに関しては，数種類の画用紙で作成し，リンゴは赤色の画用紙で作成しておく．

③グループ内で順番にペアになり，2人に共通するよいところを話し合い，葉っぱに2人のよいところと2人の名前を記入する．この作業をグループ全員と行う．1枚葉っぱを書いたら，裸の木にのりで貼り付ける．

④りんごについては，自分のよいところを記入する．記入ができたら，裸の木に貼り付ける．りんごに関しては，名前の記入は任意とする．

⑤葉っぱ，りんごを貼り付け終えたら，クラス全員で色鮮やかな木を見ながら，2人のよいところが書かれた葉っぱや自分自身のよさが書かれているりんごを確認する．

⑥このアクティヴィティを行った感想・意見，心の変化，そして新しい発見など振り返りを行う．

この2つのアクティヴィティを行うポイントは，以下のとおりである．

a. 生徒が，自分自身のよさを再発見する．

b. 生徒が，仲間と共通するよいところを発見し，人間関係を深める．

c. 生徒が，他の仲間同士の共通するよいところを，さらに多様なよいところを発見する．

保健授業で行う以外に，総合学習の時間において実践することも可能である．アレンジとして，最高学年の卒業前に葉っぱを桜に変え，1年間ともに学んだ仲間と共通するよい点を貼り付けることにより，子ども同士の人間関係を再認識する方法も考えられる．今後，子どもの特性に応じてアレンジされ，これらのアクティヴィティが豊かに実践されることが大切である．

引用文献

浅野　誠（2006）ワークショップガイド．アクラコラール企画，p28．

浅野　誠，Selby D 編（2002）グローバル教育からの提案－生活指導・総合学習の創造－．日本評論社，p105．

家田重晴，西岡伸紀，後藤ひとみほか（1999）学校健康教育の内容体系化に関する研究（3）－各系列の目標，内容及び校種配当－．学校保健研究，41：223－245．

参考文献

日本青少年研究所（2001）高校生の未来意識調査．日本青少年研究所．

大窄貴史，浅野　誠（2003）アクティヴィティを使ったワークショップ型授業「セルフ・エスティーム」の構想．中京大学教養論叢，43：841－861．

大窄貴史，家田重晴（2004）自己理解や他者理解を深めるための授業に関する実践的研究－アクティヴィティを主体とした授業－．東海学校保健研究，28：53－61．

小関一也，桜井高志（1999）GLEC ハンドブック '99　みんなでつくる『総合学習』！－地域と自分を再発見．グローバル教育・西東京センター．

［大窄　貴史］

2．心の健康

1）心と大脳

「胸に手をあてて考える」とか「胸が痛む」という言葉があるように，私たちは人の心を，単なる個人の脳内の神経回路における，電気信号のやりとりを超えたものとして，さらには他者や外界とのかかわりの中での特別な働きとして捉えている面がある．

一方で私たちは，脳の働きによって知的機能や情意機能などの精神機能が営まれていることを，すでに科学的な知識としてもっている．さらに現代の脳科学の発達は，さまざまな知見を私たちに提示し続けている．

今日まで，心理学的な視点から心の働きを考察することで，私たちはさまざまな実生活上の有用な知見をえてきた．しかし同時に，大脳辺縁系と大脳新皮質の働きが，それぞれ一次的欲求と二次的欲求をつかさどっていることなど，心と脳の働きとの関係を理解しておくことも必要なことである．

2）欲求と欲求不満

（1）欲　求

欲求は need の訳語で，要求と訳される場合もある．またこれと関連した概念としては，動因，動機，動機づけ，誘因などがある．

欲求については，さまざまな理論がある．フロイトは性的な欲求（リビドー）をもっとも根本的な欲求として，その満足のために人はあらゆる行動を行うと考えた．アドラーは優越への欲求をもっとも大切なものであるとしたし，フロムは自己保存と所属の 2 つを，さらにマズローは 5 段階の欲求階層説を唱えた．

一次的欲求は本能的・生理的欲求で，マズローの 5 段階説の第 1 段階「生理的欲求」と第 2 段階「安全を求める欲求」に相当する．二次的欲求は社会的な存在として生活していく中で生れてくる欲求で，マズローの第 3 段階「所属と愛の欲求」，第 4 段階「自尊の欲求」そして第 5 段階「自己実現の欲求」に相当する．

一次的欲求は，心理的生理的平衡の回復を求める欲求であり，欠乏動機にもとづくものと考えることもできる．二次的欲求は，人間としての向上を求める成長動機にもとづくものと考えられる．

（2）欲求不満と適応機制

欲求にはさまざまなものがあり，それらが必ずしも満たされるとは限らない．そうした場合に，欲求不満が生じる．単純に「～が欲しいけれど手に入らない」といった欲求不満もあれば，「～をしたくないけれど，しなければならない」といった具合に葛藤が生じる場合もある．

欲求不満が攻撃行動を生じさせるという，精神分析学における欲求不満・攻撃仮説もあるが，もちろん必ずそうなるというわけではない．また逆に，攻撃行動が必ずしも欲求不満を原因にしているとは限らない．

私たちは，しばしば日常生活の中で欲求不満に陥っている．ただし，そうした状況できわめて巧みに適応する心の働き（適応機制）を身につけているために，そのたびに混乱に陥ったり攻撃行動をとったりしないのである．合理化，抑圧，同一化，逃避，退行などさまざまな適応機制によって，心が破綻することを回避しているのである．

3）ストレスとストレス対処

（1）ストレス

もともと工学における概念であったストレスは，カナダのセリエによって心身医学に導入された．今日では，医学，心理学，社会学，教育学など広い範囲で用いられる概念となっている．ストレスとは，セリエの定義によれば「体外から加えられた種々の有害作用に応じて，体内に生じた傷害と防衛反応の総和」である．つまり，私たちの内に生じる反応がストレスなのであり，それを引き起こす有害な作用のことはストレッサーと呼ばれる．

ストレッサーとしては，化学的・物理的なもの心理・社会的なものなど，さまざまなものが考えられる．日常生活の中での心理・社会的なストレッサーを研究したホルムスとレイ（1967）は，配偶者の死をストレス度得点100，退職を45，転居を20などとして，さまざまなストレスの強さをまとめている．

心へのストレッサーの影響で，心身相関の働きによって，体に強いストレス反応が起こることがある．それが症状となって現れた場合を心身症という．人間関係のトラブルを原因として胃潰瘍が生じる，などがその例である．

（2）ストレス対処

ストレスへの対処方法で一番確かな方法は，ストレッサーへの対処である．ストレッサー，つまりストレスの原因が存在しなければ，ストレスは起こりようもないからである．それができればなんの苦労もないというのが現実で，実際には私たちの環境は，逃れようのないストレッサーに満ちている．

ストレスを軽減，解消するためには，いくつかの方法がある．まず，認知を変える方法がある．ものの捉え方や見方を変えることである．とくに青年期においては，1つの失敗体験から，自らの全否定を引き起こしがちである．全面的に否定するのではなく，冷静に事態を振り返り，ネガティブな部分とポジティブな部分を区分けして事態を捉えなおす方法が有用である．

また，気分転換やリラクセーションは，心身相関の考え方からその有効性を理解することができる．気分がよいから体が軽く動くということがあるが，逆に体を軽く動かすことで気分が明るく変わっていくこともあるからである．さらには，カウンセラーや専門家の活用も，心の安定のために有効な方法である．

4）精神障害

これまで精神医学や臨床心理学の分野では，なんらかの器質的な要因で起こると考えられるが，原因が不明の精神疾患を内因性の精神疾患とし，人間関係や社会的な環境などの影響によって起こる精神の異常な状態を，心因性の精神障害として分けて考えてきた．前者の代表的なものが統合失調症と躁うつ病であり，後者の代表的なものが，不安神経症や対人恐怖症などの各種の神経症である．

ところが近年にいたって，心因性の抑うつ状態もうつ病として扱われるようになってきた．それはそうした症状が，社会的にみて看過できないほどに深刻で，また発生率が多くなったためである．

そもそも，心の状態を正常と異常，健康と病気，健常と障害というように明確に二分することは容易ではない．学校現場等で深刻な問題となっている，学習障害や多動性障害，自閉性障害などの発達障害の問題もその例に漏れない．それらは一連の拡がりのある障害の，一部分と考えるべきものであって，たとえば自閉性障害とアスペルガー障害は，本来明確に区分されるものではない．

DSM（米国精神医学会による精神疾患の分類と診断の手引）のような操作的な診断基準を使うと，それらは明確に線引きができるようにみえるが，それはあくまでも1つの目安とするべきものであろう．

5）心の健康と自尊感情

自分自身をあるがままに受け入れる気持ちは，その人を支えるもっとも根本的で大切な感情である．こうした感情をローゼンバーグ（1989）は自尊感情と定義し，「good enough」（これでよい）の感情と呼び，「very good」（とてもよい）の感情と区別した．

自尊感情は，もともとジェームズ（1890）が19世紀末に，成功に比例し要求に反比例する数式を用いて明確に定義していた．しかし，時代や社会の変化とともに，多くの研究者が議論を重ねてきており，その1つの集約された形が，20世紀後半に発表されたローゼンバーグの定義であった．

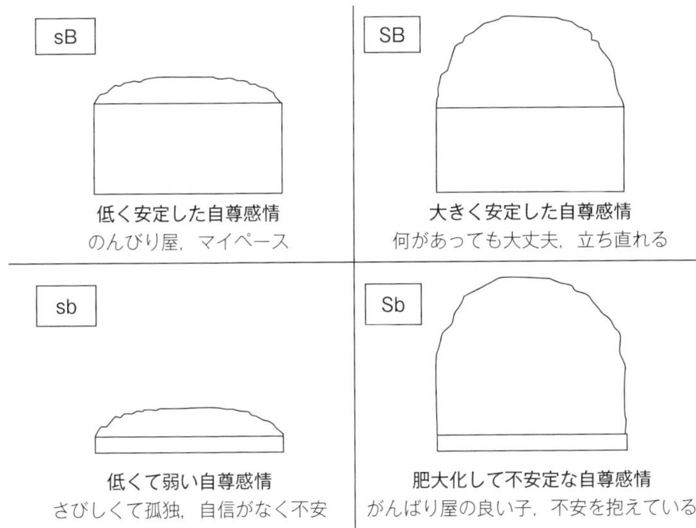

図9–2　自尊感情の4つのタイプ
（近藤　卓（2010）自尊感情と共有体験の心理学－理論・測定・実践－．金子書房）

それ以後，現在まで自尊感情の理論は様々に検討されてきた．それぞれの理論に基づいた尺度も様々である．実はそのことが，小・中学校や高等学校の教育の現場で混乱を招いているという現状もある．また，自尊感情に近い概念として，自己肯定感や自己有用感，自己有能感，自己効力感などの概念が，各教育現場あるいは個々の教師の判断で語られ，それを元に教育実践に取り組まれていることも，混乱を助長する要因となっている．

こうした中で近藤（2010）は，ローゼンバーグの理論を一歩前に進める形で，自尊感情を「基本的自尊感情；ありのままの自分」と「社会的自尊感情；すごい自分」という2つの領域から成り立つものとして概念化し，測定尺度（SOBA-SET; Social & Basic Self Esteem Test）を開発している．このSOBA-SETを用いて，複数の学校での多くの小・中学生のデータを収集分析し検討した結果から，その2つの領域のバランスが重要であると指摘している．それらのバランスで，子どもの自尊感情は4つのタイプに整理することができるという（図9–2）．

第1のタイプはSBである．このタイプは，大きく安定した自尊感情であって，素直なよい子と言えるかもしれない．頑張ることもあるけれども，負けることもある．しかし，凹んでも「ありのままの自分」がしっかりと育まれているので大丈夫である．

心配されるのは，タイプ sb である．基本的自尊感情も社会的自尊感情も低い，誰から見ても自信なさそうで影の薄い子どもである．こういう子に対しては，褒める，認める，成功体験を積ませるといったかかわりが，まず必要とされるであろう．

Sb タイプは，頑張り屋のよい子である．基本的自尊感情が薄く社会的自尊感情が肥大化した，不安定な自尊感情のタイプである．全体としては，高い自尊感情の様相を呈しているが，もし失敗したり負けたりした時には，簡単に立ち直れないかもしれない心配なタイプである．

後に，もう1つ sB タイプがある．基本的自尊感情が厚く育っていて，社会的自尊感情が低い安定したタイプである．のんびり屋のマイペースなこのタイプは，放っておいても大丈夫で，何も心配がいらない．ただ大人としては，少しは頑張るとか努力するような姿勢を期待したいところであろう．

自尊感情をこのように考えると，子どもの自尊感情の様子から具体的な手立てが見えてくる．つまり，一人の人間として存在している今の自分をありのままに受け入れつつ，さらに少しでも前へ進もうとする気持ちを持つ子どもを育てるという，そうした方向性が大切だと考えられるのである．

心の健康とは，このように自尊感情のバランスを取りつつ，自分らしさをより発揮することを目指して生きていくときに，実現されるのだと考えられる．

引用文献

Holmes TH, Rahe RH（1967）The social readjustment rating scale. J Psychosom Res, 11: 213–218.

James W（1890）The Principles of Psychology. Henry Holt & Co.

近藤　卓（2010）自尊感情と共有体験の心理学－理論・測定・実践－．金子書房．

Rosenberg M（1989）Society and the Adolescent Self-Esteem. Wesleyan.

［近藤　卓］

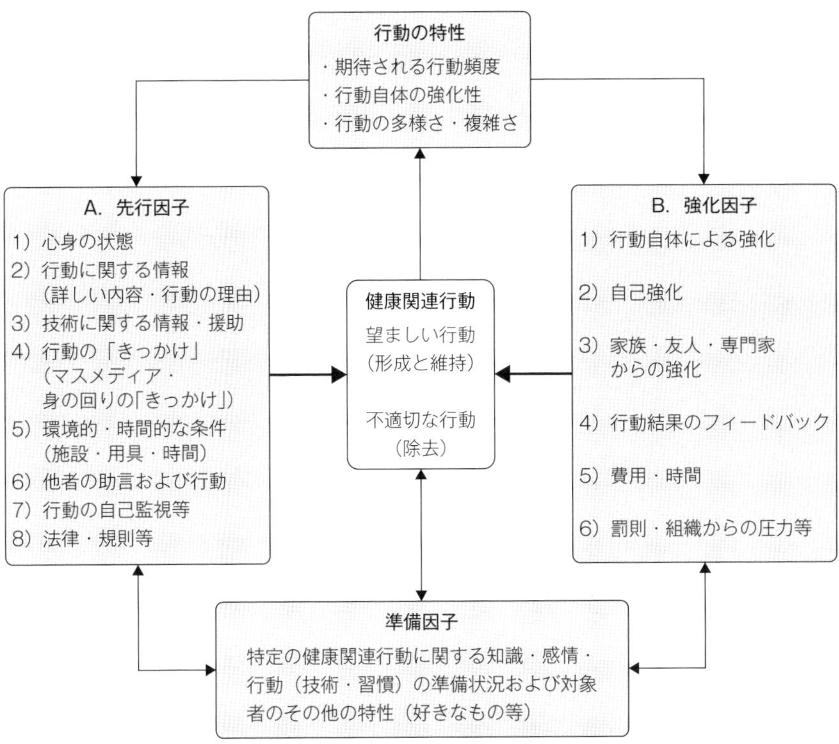

図9-3　4因子による説明モデル

（高見京太，平井佐紀子，家田重晴（1998b）保健教育内容に関する研究－健康関連行動に影響する要因及び行動コントロールの方法について－（訂正）．中京大学体育学論叢，40：149）

3．健康関連行動に影響する要因

高等学校の授業において「健康関連行動に影響する要因」についての説明をする際には，図9-3に示した4因子モデルの各因子について，以下のような例話を用いて具体的に理解させるのがよいと考えられる．

1）例話1：喫煙

大学4年生のAさんはタバコを吸っています．タバコには依存性があることが知られていますが（行動の特性），Aさんの喫煙について影響要因の分析をしてみます．

Aさんはタバコが体に悪いことは知っていますが，その悪影響についての正確な知識がありません．また，タバコを吸うことがかっこいいと思っていました（準備因子）．Aさんがタバコを吸うようになったのは，周りの友だちが吸っていたし，その友だちから吸うように勧められたからです（A–6他者の助言および行動）．吸いはじめてから1年ぐらいになった今では，タバコを吸わないと落ち着かないような状態になりました（A–1心身の状態）．Aさんは，タバコによる被害の重大性等に関する教育をきちんと受ける機会がありません（A–2行動に関する情報が不足）．また，テレビでは「マナー広告」の形を借りたタバコのコマーシャルが流れ（A–4行動の「きっかけ」），「コンビニ」など，タバコを売っているところが多いのでタバコを買いやすいです（A–5環境的な条件）．

Aさんのいる大学では，まだ指定喫煙場所での喫煙が許されており，タバコを吸いやすい状態です（A–5環境的な条件）．タバコを吸うことが習慣化したAさんは，タバコを吸うことで満足感が得られ，ニコチン切れのイライラが抑えられるので，授業の合間などにタバコを吸っています（B–1行動自体による強化）．また，いっしょに吸う友達もいるので，それも楽しみとなっています（B–3友人からの強化）．さらに，1日に何本吸っているかは気にかけていません（B–4行動結果のフィードバックがない）．

2）健康関連行動に影響する要因の教育内容

健康関連行動に影響する要因の教育内容は，次のようにまとめられる．

a. 健康関連行動は，行動に先立つ因子（先行因子）によって促進または抑制される．

b. 行動に先立つ因子（先行因子）には，心身の状態，行動に関する情報（詳しい内容・行動の理由），技術に関する情報・援助，行動の「きっかけ」，環境的・時間的な条件，他者の助言および行動，行動の自己監視，法律・規則などがある，

c. 健康関連行動は，行動に伴う因子（強化因子）によって促進または抑制される．

d. 行動に伴う因子（強化因子）には，行動自体による強化，自己強化，家族・友人・専門家からの強化，行動結果のフィードバック，費用・時間，罰則・

組織からの圧力などがある.

e. 健康関連行動に対する個人の知識・感情・行動の準備状況およびその他の特性は，先行因子，強化因子，および健康関連行動の実施と関連をもつ.

f. 行動の特性（期待される行動頻度，行動自体の強化性，行動の多様さ・複雑さ等）は，健康関連行動を改善する際に行う，先行因子および強化因子に関する働きかけに影響を与える.

・補足 1：強化因子を効果的に働かせるためには，行動が起きたらすぐに強化するという即時性，および同じ行動に対しては同じように強化するという一貫性が重要である．報酬が遠い先に与えられる場合には，目前の行動の促進につながらないことがある.

・補足 2：同じ強化因子が行動に伴っても，人や条件の違いによって，行動を促進する，何の働きもしない，あるいは行動を抑制する，という異なる働きをする場合がある.

・補足 3：いわゆる「罰」が不適切な行動を減らす働きをもたず，かえって行動頻度を増やしてしまう場合がある. これは, 注意されることなどによって，自分への「注目」が強化子（reinforcer：行動頻度を増大させる刺激となるもの）となりえることによる.

・補足 4：お金は，人間にとって非常に強い強化子としての働きをもつが，お金にとらわれて，ギャンブルのとりこになるとか，架空のもうけ話にだまされる人がいるなどの問題もみられる.

3）授業の進め方

健康のためによくない行動とよい行動の例をもとにして，4 因子モデルを利用した教育内容を確認させる．その後，グループで自分たちの生活の中から健康によくない行動を 1 つ選ばせ，それを改善する計画を立てるため，選んだ行動に影響する要因を分析させる．なお，ここで取り上げた行動は，次の授業で行動コントロールの計画を立てる際にも使用する.

引用文献

高見京太，平井佐紀子，家田重晴（1998a）保健教育内容に関する研究－健康関連行動に影響する要因及び行動コントロールの方法について－. 中京大学体育学論叢,

39：131－144，pp135－139．
高見京太，平井佐紀子，家田重晴（1998b）保健教育内容に関する研究－健康関連行動に影響する要因及び行動コントロールの方法について－（訂正）．中京大学体育学論叢，40：149－150，p149．

［高見　京太］

4．行動コントロールの方法

学校の授業において「行動のセルフコントロール」についての説明をする際には，以下のような例話を用いて，目標の設定や実施方法を理解させるのがよいと考えられる．

1）例話２：朝食の摂取

高校生のＣさんは，これまで朝食を摂る習慣がありませんでした．しかし，朝食は１日の生活を送るうえできわめて重要であることを聞き，これからは毎日朝食を摂ることにしたいと考えました．

まず，これまで朝食を摂らなかった理由を探るため，Ｃさんは行動の要因分析を行いました．

「準備因子」としては，朝食の必要性を理解していない，夜食を摂っている，夜更かしをしている，目覚めが悪いなどが考えられました．そして，「行動の特性」に関しては，朝食を摂ることは，時間があって気分さえよければ難しい行動ではないことを確認しました．

「先行因子」としては，朝は気分がすぐれないため食欲がない（A－1心身の状態），朝食を摂る必要性についての情報（A－2行動に関する情報）が不足している，お母さんが食べるように強く言わない，朝起きるのが遅い（A－5環境的・時間的な条件），また，「強化因子」としては朝食を摂らないことを自慢する（B－3友人からの強化），遅刻しないですむ（B－5時間）があげられました．

次に，最初の「行動の目標」として，少なくとも食パンを半分と牛乳をコップ１杯摂る，を設定しました．

そして，「先行因子の整備」として，朝食の必要性やダイエットの問題についてさらに学習することにし，寝る時刻を決め（11時半までに），起きる時刻を早めるように（7時に）しました．また，友だちとも朝食が必要な理由について話をするようにしました．さらに，お母さんに朝食を摂りますと宣言し，朝食の重要性を示した朝食を摂ることを促すポスターを作って壁に貼りました．

さらに，「自己指示」として朝起きたら今日も朝食を摂って出かけようと声に出し，「自己監視」としてカレンダーに朝食をとった日には○印をつけ，「自己強化」として朝食を摂った時には自分を褒めました．

「自己契約」として朝食を摂らなかった日は，テレビを見てはいけないと決めて，お母さんに監視をしてもらうようにしました．また，友だちにも毎日，「朝ごはんを食べた？」と声を掛けてくれるよう頼んでおき，食べた時には褒めてもらうようにしました．

なお，最初の目標が2週間続けて達成できたら，さらに適切な目標を選ぶようにします．そして，最終的な目標が達成できるようになったら，次第に「自己契約」などの特別な手続きをなくしていきます．

2）行動コントロールの方法に関する教育内容

健康関連行動のセルフコントロールは，以下のような手順で行う．

（1）要因分析

a. その行動についての，自分の知識・感情・行動の準備状況および自己のその他の特性を評価する．

b. その行動の特性（期待される行動頻度，行動自体のもつ強化性，行動の多様さ・複雑さ）を評価する．

c. コントロールすべき健康関連行動に影響している先行因子と強化因子をみつける．

（2）目標設定

要因分析の結果をもとにして，達成しやすい行動（生活行動）の目標を設定する．ここでは，行動の内容に関して，頻度や量などをできる限り明確に示すことが重要である．

（3）セルフコントロールの技法の適用

a. 準備因子と行動の特性や，行動に悪影響を与えている先行因子と強化因子の分析の結果から，行動実施のために必要と思われる働きかけを書き出す（基本的対策）（表9−2に示した計画用シートでは，先行因子の整備のと

表9-2 「行動のセルフコントロール」の計画用シート

【行動の目標】
【影響を及ぼしている先行因子と強化因子】
【先行因子の整備】
【自己指示】
【自己監視】
【自己強化・自己罰】
【自己契約】

（高見京太，平井佐紀子，家田重晴（1998a）保健教育内容に関する研究ー健康関連行動に影響する要因及び行動コントロールの方法について．中京大学体育学論叢，39：131-144より引用改変）

ころにいっしょに記入する）．

たとえば，行動にかかわる正しい情報の収集，行動が必要な理由について学習，技術的な課題の修得，行動自体の強化性に対する注意や対策など．また，マスメディアからの有害な情報を受け入れないようにすること，友人からタバコなどを勧められた時にうまく断る言葉を用意しておくことなど．

b. 身近な先行因子の条件を，目標行動が行いやすいように整備する（先行因子の整備）．

たとえば，行動の「きっかけ」になるようなポスターを部屋に貼ること，行動に影響するような身近な環境等の条件を変えること，自分がある行動を実行すると家族や友人に宣言することなど．

c. 以下に示すような自己指示，自己監視，自己強化，自己罰および自己契約の技法を用いて，目標行動の実施，継続を図る．

①自己指示：自分自身に言葉をかけ，行動に関する指示を行う．

②自己監視（自己記録・自己評価）：自分自身の行動を監視・観察する．

③自己強化：自分の行動に対して自分で強化を適用する．

④自己罰：自分の行動に対して自分で罰を適用する．

⑤自己契約：自分の行動について自ら（他者と）契約をする（行動とそれに対する強化の内容を明らかにして，なるべく，契約書の形にしてそれに署名するようにする）．

（4）評価と計画の見直し

セルフコントロールの評価を行い，計画を見直す．

（5）行動維持

目標行動が定着してきたら，その行動に対する特別な強化などを徐々に減らして，行動の確認や簡単な自己強化だけで行動が維持されるようにする．

3）授業の進め方

例話を用いて健康関連行動のセルフコントロールの方法を説明し，教育内容を生徒に確認させる．その後，グループ，ペアまたは個人で，前回の授業で要因分析をした健康のためによくない行動について，これを改善する目標の設定およびセルフコントロール計画（**表9–2**）を完成することによって立てさせる．

引用文献

高見京太，平井佐紀子，家田重晴（1998a）保健教育内容に関する研究–健康関連行動に影響する要因及び行動コントロールの方法について–．中京大学体育学論叢，39：131–144，pp135–139．

高見京太，平井佐紀子，家田重晴（1998b）保健教育内容に関する研究–健康関連行動に影響する要因及び行動コントロールの方法について–（訂正）．中京大学体育学論叢，40：149–150，p149．

［高見　京太］

5．保健医療サービスの利用

1）保健制度・サービス

保健行政とは，地域住民を対象とした一般保健，公害対策や環境保全を推進する環境保健，職場における労働者を対象とした産業保健，児童生徒等の健康を扱う学校保健のそれぞれに対する行政の組織的活動を指す．一般保健行政には母子保健と老人保健が含まれる．

（1）母子保健

日本では，1947年に児童福祉法が制定され，戦後の母子保健行政がスタートした．おもな母子保健サービスとしては，妊婦健康診査，乳児健康診査，幼児健康診査（1歳6カ月児，3歳児）のような健診，母子健康手帳の交付，両親（母親）学級，訪問指導，育児学級などがある．他にも新生児のマス・スクリーニング検査やB型肝炎母子感染防止対策が実施されている．

また少子化や女性の社会進出が進むにつれて，子育て支援を重視した「エンゼルプラン」（1994年），「新エンゼルプラン」（1999年）が策定された．2000年には「健やか親子21」によって，妊産婦死亡や乳幼児の事故死，さらに思春期における健康問題を含む課題に対する取り組みが始まり，2015年度からは「健やか親子21（第2次）」がスタートした．

（2）老人保健

1982年に老人保健法が制定され，健康診査をはじめ，健康教育，健康相談，訪問指導，機能訓練などの対策が進められるようになった．老人保健対策の総合的な取組としては，1989年のゴールドプラン，2000年のゴールドプラン21がある．いずれも福祉も含めた総合的な取組である．2008年に老人保健法は「高齢者の医療の確保に関する法律」に改正され，旧法の一部は介護保険法や健康増進法に移された．

（3）産業保健

産業保健行政は労働基準法や労働安全衛生法に基づいて行われている．労働基準法では危害防止，健康診査，安全衛生教育など，職場で最低限行うべき対策が示されている．労働安全衛生法では，より快適な労働環境づくりが目指され，労働衛生の3管理（作業環境管理，作業管理，健康管理）と安全衛生教育が一層推進された．現在，職場ではメンタルヘルスの面からの取組も重視されるようになり，「労働安全衛生法」の改正に基づいて2015年12月からは労働者が50人以上いる事業所ではストレスチェックを毎年1回実施することになった.

（4）学校保健

学校保健は，学校保健安全法（2009年4月施行）にもとづき，幼児児童生徒らを対象とした健康診断，感染症対策，環境衛生，健康相談，保健指導，安全管理が進められている．学校保健の責任者は学校長であるが，実務を担うのは保健主事や養護教諭である．またいわゆる学校三師（学校医，学校歯科医，学校薬剤師）も学校保健活動において，重要な役割を果たしている.

2）医療制度・サービス

（1）医療機関

診療所や病院などの医療機関において検査，診察，治療を受けることができる．そこでは医師，歯科医師，薬剤師，保健師，看護師，助産師，歯科衛生士，臨床検査技師，理学療法士，管理栄養士など，様々な専門家によって医療サービスが提供されている.

近年では，医療機関の機能分担を明確にし，また医療機能の連携を高めるために，初期の診療は医院・診療所で受け，高度・専門医療は病院で行うことが進められている．とくに前者を「かかりつけ医」と呼ぶ．かかりつけ医の機能としては，比較的軽微な疾患の治療や，慢性疾患などに対する継続的な医療を行うほか，日頃から自分や家族の健康について気軽に相談できることなどである.

かかりつけ医は一次医療機関とも呼ばれ，それに対して高度な検査機器や入院治療機能をもつ病院は二次医療機関と呼ばれる．さらに高度な先進医療機能をもつ大病院は三次医療機関であり，それぞれが特有の医療機能を分担している．なお二次医療機関や三次医療機関を利用するためには，原則として診療所等からの紹介が必要である.

病院・診療所で受診後に処方せんのみを受け取り，それを薬局に提出して薬を受け取ることが一般的になってきた．すなわち医薬分業である．薬剤師は処方された薬について説明することが義務づけられている.

（2）医療保険

医療機関を受診した場合，その費用を全額個人が支払うことは大きな負担である．そこで医療保険を活用することになる．日本の医療保険制度では国民健康保険が整備されていることによって，いわゆる国民皆保険が実現している．また，任意加入である民間の医療保険も選択することもできる．なお，75歳以上の者と65歳以上の障害者は，他の保健とは別に後期高齢者医療制度の対象となっている．

このような医療保険制度によって，患者の負担額を軽減することが可能となっている．

3）保健医療サービスの利用

（1）地域の保健機関とサービス

地域の保健機関としては，保健所と保健センターがあげられる．保健所は地域保健法に基づき都道府県，政令指定都市等に設置されている機関であり，地域における公衆衛生上の問題解決を図ることが業務である．具体的には，栄養改善・食品衛生，環境衛生，母子保健，老人保健，歯科保健，精神保健，感染症予防，その他の地域住民の健康の保持増進にかかわる活動，前記の活動に関する情報提供などがあげられる．市町村保健センターは，住民への健康相談，保健指導，健康診査，予防接種など，直接住民にかかわるサービスを提供している．

保健所や保健センターの情報は，市町村が住民に配布している広報やwebサイトから知ることができる．

（2）医療サービスを利用するうえでの注意

医療サービスは患者が一方的に受けるものではなく，患者には医療サービスを利用するうえでの権利と義務がある．すなわち，患者には自分に対して行われる医療について知る権利があり，また医師はそれを説明する義務がある．この場合に医師が説明する内容とは，患者の病状とともに，治療法の選択肢，そして各々の治療法の利点・欠点などである．医師の説明に基づいて患者は治療法を選択して，治療を行うことに同意する．そして医師はこの同意に基づいて治療を行う．これをインフォームド・コンセントと呼ぶ．何よりも医師と患者のコミュニケーションが大切である．

ところで，患者は医師の示した選択肢に納得できない場合もある．本当に診断が正しいのか，また他に治療法がないのか．その時は他の医療機関で別の医師の診断を受けたり，治療法について意見をもらったりすることがある．これをセカンド・オピニオンと呼ぶ．患者にはセカンド・オピニオンを求める権利がある．

また，薬を処方してもらう時には，過去および現在使用している薬の情報を提示する．それによって自分の体質に合った薬を使用することができるとともに，副作用の危険性を軽減することが可能となる．医療サービスを受ける時には，薬局などで配布される「お薬手帳」を常に医師・薬剤師に提示することが大切である．

4）健康・医療情報の活用

私たちの身のまわりにある健康情報が常に正しいとは限らない．マスメディアの流す情報，とくにインターネット上の情報はその真偽性に問題がある場合が多い．また自分にとって影響力のある人の情報も，鵜呑みしやすい．

具体的には，性に関する情報やダイエットの方法に関する情報などは，保健医療機関からの情報よりも，インフォーマルな情報源に頼ってしまうことはよくあることである．そのため,時には重大な健康被害が発生する危険性もある．

間違った情報に左右されないためにも，健康に関する情報は複数の情報源からえること，それらの情報を比較分析すること，疑問があれば保健医療機関など信頼できる窓口に相談することなどを通じて，自分自身でよく考えたうえで行動することが必要である．

参考文献

厚生労働統計協会（2018）国民衛生の動向 2018/2019．厚生労働統計協会．

渡邉正樹（2008）健康教育ナビゲーター－健康教育の“今”がわかる－新版．大修館書店．

［渡邉　正樹］

10章 分野別の教育内容の要点(3) 健康を支える領域

1．環境問題と環境保護

1）健康に影響する環境要因

人間は日常生活の中で，常に周囲の環境の影響を大きく受けている．環境は時には人の健康を阻害することもあるが，人間はある程度の環境変化に対応する能力を身につけている．

（1）気温変化と体温の調節

人間のもつ体温調節能力は，周囲の温度変化に関係なく，常に体温を37℃程度に保とうとする．体は気温が高くなると，血管の拡張によって熱放散を大きくしたり，汗をかいて気化熱によって体温を下げたりする．逆に気温が下がると，血管を収縮させて体温の維持をはかったり，筋肉を収縮させて（震わせて）熱を産生したりする．このように体温を一定に保つ機能を人間の体はもっている．

しかし，長時間高温下で活動すると，発汗による脱水や塩分などの不足が生じて，熱中症を引き起こすことがある．また高地や冬の海などの寒冷下では，凍傷，凍死を招くこともあり，温度変化への適応には限界がある．そのため，気象情報などを適切に活用することが，熱中症の防止などに対して有効である．

（2）空気と適応

低地で生活する場合と高地での生活では，酸素濃度による体の変化が現れる．低地から高地へ移ると，低酸素のため呼吸数が高まったり，心拍数が上がったりする．それが長く続くと心臓への負担が高まるため，体は赤血球数や赤血球中のヘモグロビンの量を増やして，酸素供給量を増やすようになる．スポーツの世界でこの効果を利用したものが，いわゆる高地トレーニングである．

また，空気の成分変化は時には健康被害をもたらすことがある．とくに一酸化炭素は血中のヘモグロビンと結合しやすいため，血液の酸素運搬機能を阻害する．その結果，死亡に至ることも少なくない．一酸化炭素は，家庭ではガス器具などの不完全燃焼で発生しやすいため，まめに換気をすることが重要である．

二酸化炭素は一酸化炭素のような危険性は低いが，濃度が3％を超えると，めまいや呼吸困難など体への影響がみられるようになる．物を燃焼すると発生する窒素酸化物は，気管支炎などの健康被害を招く．

(3) 生命維持と水

水は人間の生活に欠くことのできないものである．成人の場合，体の60〜70％は水分であり，1日に約2.5リットルの水を必要とする．そのため，安全な飲料水の確保はとても重要である．

安全な飲料水をえるために，50項目からなる水質基準(2003年)が設けられている．とくに水道水は，浄水場で沈殿，ろ過，消毒されたうえで，水質基準を満たしているか検査が行われた後，家庭等に供給される．塩素消毒は安全な水道水のために必要であるが，それが発がん性のあるトリハロメタンを発生させる原因ともなっている．

なお東日本大震災以降，放射性物質による大気や水の汚染が問題となった．放射線の健康への影響については，放射線被ばくの「有無」ではなく「量」が問題となる．また，被ばくした箇所(全身か，局所か)によっても影響が異なる．

2) 身近な環境の整備

人間には日常生活やさまざまな活動に適した環境がある．温熱条件でいえば，気温は冬期で18〜20℃，夏期で25〜28℃，湿度は50〜60％，気流は0.2〜0.3 m/秒が至適範囲である．このように身近な環境を整えることは非常に重要である．

適切な環境づくりのためには，環境衛生点検を行い，環境基準に適合するように環境改善を図る．学校では，教室等の環境(換気，保温，採光，照明，騒音等)の基準が設けられており，定期点検はもちろん，日常的な点検を行うことで，快適な環境づくりが可能となる．

(1) シックハウス症候群

シックハウス症候群とは，化学物質過敏症の1つであり，環境内に存在するさまざまな化学物質に敏感に反応して，体調が悪化することを表す用語である．たとえば粘膜刺激症状，神経症状，不定愁訴，消化器系の症状などがよく知られた症状である．シックハウス症候群の原因物質としてよく知られているのは，ホルムアルデヒドである．ホルムアルデヒドは，とくに建材に使われる接着剤や壁材から発生する．シックハウス症候群を防ぐためには，原因物質を含む建材等をできるだけ使用しないことや，こまめに部屋の換気を行うことが大切である．

（2）アスベスト（石綿）

アスベストは天然に存在する繊維状けい酸塩鉱物であり，おもに断熱・保温材や絶縁材料として使用されてきた．アスベストは，その繊維が非常に細く，飛散しやすいため，人が吸入するおそれが高い．アスベストが原因で発症する病気には，アスベスト（石綿）肺，悪性中皮腫，肺癌などがあげられる．悪性中皮種の場合は，潜伏期間が50年に及ぶこともある．

3）地球環境の変化と影響

（1）地球温暖化

地球の平均気温が上昇していることが確認されているが，その原因は温室効果ガスの増加と考えられている．温室効果ガスとは地球を暖める性質をもつガスであり，二酸化炭素がよく知られているが，そのほかにメタン，亜酸化窒素，オゾン，フロンなどがある．

地球温暖化のために氷山や氷河が溶けて海面が上昇し，広大な面積の土地が水没することが懸念されている．それは世界的な食糧難を招くことになる．また，健康被害としては，マラリアのような熱帯，亜熱帯地域にみられる感染症の増加があげられるほか，ぜんそくや肺気腫による死者が増えることも指摘されている．

（2）オゾン層の破壊

冷蔵庫やクーラーの冷媒などに使用されていたフロン類は，地球を取り巻くオゾン層を破壊することが指摘されている．オゾン層は，太陽からの紫外線を吸収する役割を果たし，地上の動植物を保護している．紫外線が強まると植物の成長を阻害するほか，人間に対しても皮膚癌のような健康被害を発生させる．

（3）ダイオキシン

ごみ焼却で，プラスチック類など塩素を含むごみを焼却する際の不完全燃焼によって，ダイオキシンが発生する．ダイオキシンは非常に毒性が高く，急性影響は少ないが，がんの原因になったり，生殖系・免疫系へ影響を及ぼしたりする．日本国内で発生するダイオキシンの 8 割以上がごみ焼却によって発生していると考えられており，大気・水・土壌の汚染を招いている．

4）生産・消費と環境保護

（1）生活排水とし尿の処理

し尿を含む家庭から出る汚水は，下水道を通って下水処理場で処理される．下水道が整備されていない地域では，し尿は浄化槽で処理されたり，収集したうえでし尿処理施設によって処理される．

（2）ごみの処理と循環型社会

私たちが出すごみは，そのほとんどは焼却や埋め立てによって処理される．しかし，焼却によって前述のようなダイオキシンが発生したり，不適切な埋め立てによって悪臭や土壌の汚染などが引き起こされる．したがって，ごみの処理においては，まず廃棄物の排出量を抑えること，すなわち循環型社会を目指すことが効果的な対策といえる．

「循環型社会」とは，第一に製品等が廃棄物等となることを抑制し，第二に排出された廃棄物等についてはできるだけ資源として適正に利用し，最後にどうしても利用できないものは適正に処分することが徹底されることにより実現される，「天然資源の消費の抑制を図り，もって環境負荷の低減を図る」ことを指す（環境省，2018）．

循環型社会のためには，廃棄物の発生防止（リデュース），再利用（リユース），再生利用（リサイクル）のいわゆる「3R」を推進する．さらに，できるだけ環境への負荷が少ない製品やサービスを優先して購入すること，すなわちグリーン購入も私たちがすぐに取り組むことができる対策である．

日本環境協会が実施している事業にエコマーク事業がある．エコマーク事業とは，環境保全に役立つと認められた製品に「エコマーク」（図 10−1）を付け，消費者が環境にとってよりよい商品を選択することを促すことを目的とした活動である．

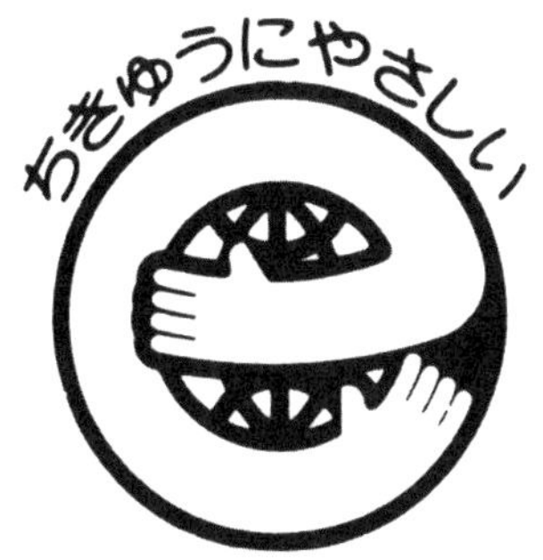

図10−1　エコマーク
（日本環境協会エコマーク事務局webサイトより）

このように，環境保護のためには，行政による対策はもちろん，私たちが自ら環境保護に役立つ活動を推進することが大切である．

引用文献

環境省（2018）平成30年版環境・循環型社会・生物多様性白書．環境省．< http://www.env.go.jp/policy/hakusyo/h30/pdf.html >

日本環境協会エコマーク事務局< http://www.ecomark.jp/ >

参考文献

環境省（2019）放射線による健康影響等に関する統一的な基礎資料（平成30年度版）．< http://www.env.go.jp/chemi/rhm/h30kisoshiryo/h30kisoshiryohtml.html >

［渡邉　正樹］

2．交通事故と犯罪被害の防止

1）交通事故の防止

安全に道路を通行するために必要な知識と態度および技能を養う．また，個人が安全に行動できるだけの能力を身につけることに併せて，安全に対する責任など，交通社会の一員としての責任を学ぶことも大切である．

交通事故は人的要因，車両要因，環境要因のかかわり合いで起こる．ただし，この考え方によって事故原因の分類のみに終始するのではなく，具体的な事故発生パターンを時系列も含めて指導することが大切である．

交通事故の原因を具体的に分析し，それらを踏まえて危険予知トレーニング

（危険を予測する練習）を行うことで，交通安全のための能力を効果的に身につけていくことができる．

（1）交通ルールを遵守すること

交通事故の防止には，何といっても交通ルールを遵守することが重要である．「交通ルール　守るあなたが　守られる」という交通安全標語は，交通ルールを守ることと交通事故との関係を，実に見事に言い当てている．ここで注意したいのは，単に交通ルールを覚えさせ，これを遵守するよう指導するだけでは不十分ということである．交通ルールが交通秩序を維持し，交通事故を防止するために果たす役割を理解させることも必要である（内山と東，2008）．

（2）交通事故防止関係の法律

死亡事故などの重大事故が近年減少してきているが（2018年中の交通事故による死者数は3,532人となり，警察庁のもつ1948年以降の統計で最少），その背景には道路交通法や自動車の運転により人を死傷させる行為等の処罰に関する法律（自動車運転死傷行為処罰法）による法的拘束力によるところも大きい．おもな改正について**表10-1**に示したので，これらの法改正が交通事故防止にどのように役立っているのか，具体的に考えさせてほしい．

とくに飲酒運転などの悪質・危険な運転を根絶するため，運転者に対する厳罰が強化されたことや運転者の周辺者に対する罰則が新設されたことが功を奏している．飲酒運転は，飲酒により酔った状態（量に関係なくアルコールの影響により正常な運転ができない状態）での酒酔い運転と飲酒により呼気中のアルコール濃度が0.15 mg/L以上ある酒気帯び運転とに分類される．酒酔い運転の運転者本人に対する罰則は5年以下の懲役または100万円以下の罰金と行政処分35点の基礎点数，酒気帯び運転については3年以下の懲役または100万円以下の罰金と行政処分25点または13点（呼気中アルコール濃度により区別）の基礎点数となっている．また，飲酒運転を行うおそれがある者に対し車両や酒類を提供する者や飲酒運転を知りながら自己の運送の要求を依頼してその車両に同乗する者にも飲酒運転を幇助する行為に対する罰則（懲役または罰金）が適用される．

車両等の運行中に人身事故があった際に，必要な措置を講ずることなく，事故現場から逃走する行為を救護義務違反（ひき逃げ）という．ひき逃げをした者は10年以下の懲役または100万円以下の罰金が科され，行政処分35点の基

表10−1　道路交通法のおもな改正（2007年以降）

施行年月	改正内容
2007年9月	飲酒・酒気帯び運転，ひき逃げ等に対する罰則強化，車両の提供，酒類の提供，同乗行為の禁止・罰則を新設
2008年6月	後部座席のシートベルト着用義務化（高速道路での違反に罰則適用）
2008年6月	児童・幼児の自転車用ヘルメット着用努力義務の導入
2009年10月	高速自動車道等の車間距離不保持の罰則強化
2013年12月	自転車等の軽車両の路側帯通行に関する規定の整備（違反に罰則適用）
2014年5月	悪質・危険な運転に対する罰則の強化（自動車運転死傷行為処罰法）
2014年6月	運転に支障を来す疾患の運転免許取得・更新時の虚偽申告に対する罰則強化
2015年6月	悪質自転車運転者に講習義務付け（違反に罰則適用）
2017年3月	高齢者運転対策の強化（認知機能の関係）
2019年12月	運転中に携帯電話を操作する「ながら運転」の罰則強化

礎点数となっている．酒酔い運転やひき逃げなどの悪質・危険な行為を特定違反行為と定め，3年以上10年を超えない範囲で運転免許の取り消し処分後の欠格期間が定められている．

自動車の運転により人を死傷させる行為をした者は自動車運転死傷行為処罰法によりに処罰される．この法律は危険運転致死傷罪と過失運転致死傷罪とを定めており，飲酒運転など原因が悪質な危険運転の行為により人を死傷させることを危険運転致死傷として厳罰を科している．危険運転の行為として，アルコールまたは薬物の影響により正常な運転が困難な状態で自動車を走行させる行為，その進行を制御することが困難な高速度で自動車を走行させる行為，その進行を制御する技能を有しないで自動車を走行させる行為，人または車の通行を妨害する目的で，走行中の自動車の直前に進入し，その他通行中の人又は車に著しく接近し，かつ，重大な交通の危険を生じさせる速度で自動車を運転する行為，赤色信号またはこれに相当する信号を殊更に無視し，かつ，重大な交通の危険を生じさせる速度で自動車を運転する行為，通行禁止道路（道路標識若しくは道路標示により，又はその他法令の規定により自動車の通行が禁止されている道路又はその部分であって，これを通行することが人又は車に交通の危険を生じさせるものとして政令で定めるものをいう.）を進行し，かつ，重大な交通の危険を生じさせる速度で自動車を運転する行為を定めている．

（3）自転車事故の防止

小・中学生や高校生は，学校で交通安全教育を受けなければ，交通安全に関する知識を身につける機会はほとんどないといってよく，自転車乗車にかかわるルールやマナーについてあまり意識しないで自転車を利用することになる．

実際に交通ルールやマナーを守らないために，自転車にかかわる事故を起こすケースがたくさんある．スピードの出し過ぎや信号無視，指定場所一時不停止などの交通違反やマナー違反が，どのような事故につながるのかを具体的に指導する．

さらに，自転車利用中の交通事故では，自らが加害者となる場合もある．その場合の責任について，法的責任や賠償責任などを具体的に，たとえば，人を死亡させた場合に支払うべき損害賠償金額を計算させてみるなど，交通事故にかかわる責任について認識させることも必要であろう．

警察庁では自転車安全利用五則の徹底を呼びかけている．これらのルールは道路交通法や同法施行規則のほか，都道府県の条例でも定めがある．

①自転車は，車道が原則，歩道は例外

ただし，歩道に「自転車通行可」の標識がある場合，13歳未満の子どもや70歳以上の高齢者や身体の不自由な人が運転しているとき，自転車の通行の安全を確保するためやむを得ないと認められる時は歩道を通行することができる（道路交通法第63条の4，道路交通法施行令第26条）．

②車道は左側を通行

道路（車道）の中央から左の部分を通行しなければならない（道路交通法第17条）．自転車道がある場合は，工事などの場合を除き，自転車道を通行しなければならない（道路交通法第63条の3）．

③歩道は歩行者優先で，車道寄りを徐行

自転車は，歩道の中央から車道寄りの部分を徐行しなければならず，歩行者の通行を妨げるときは，一時停止しなければならない（道路交通法第63条の3）．

④安全ルールを守る

飲酒運転禁止（道路交通法第65条），2人乗り運転禁止（道路交通法第57条），並進走行禁止（道路交通法第19条），夜間はライトを点灯（道路交通法第18条），信号無視禁止（道路交通法第7条），一時停止（道路交通法第43条）．

⑤子どもはヘルメットを着用

保護者は，13歳未満の子どもにヘルメットをかぶせるよう努めなければならない（道路交通法第63条の11）．

また，次に挙げる禁止事項についても罰則があることも含めて指導する．しゃ断踏切立ち入り（道路交通法第33条），ブレーキ不良（備えていない）自転車運転（道路交通法第63条の9，道路交通法施行規則第9条の3），傘差し運転（道路交通法第71条），携帯電話使用運転（道路交通法第71条），イヤホーン等使用運転（道路交通法第71条）．

2）犯罪被害の防止

子どもが被害に巻き込まれやすい犯罪で，重大なものには，誘拐，わいせつ行為，暴行・恐喝がある．これらの被害から子どもを守るためには，学校，家庭，地域が協力してその防止に努める必要がある．そのうえで，自分の身は自分で守らなければならない，ということを子ども自身に教えることが大切である．

（1）子どもが被害に遭う時の特徴

1人でいる時のほうが狙われやすい．言葉巧みに誘い出されると，思わずついていってしまう．少しでも知り合いであると，安易に安心してしまう．また，犯罪に巻き込まれても，誰にも言わないことがある．これらを踏まえ，複数でいれば，いっしょにいた子どもが周囲の大人に事件を知らせることができること，何かあった時に周囲の大人に素早く救助を求めること，被害にあった時には，保護者や教師に打ち明けること，を具体的な練習などを通して指導する．

（2）防犯のための対応策

知らない人について行かない．また，知っている人でもむやみについて行かないで，家の人に聞いてからというようにさせる．1人で遊ばないようにさせる．普段から危険箇所をチェックするようにする．危険マップを作成することは，防犯においても大変役立つので是非実施したい．

また，警視庁と東京都教育庁が「いかのおすし」という標語で，子どもの犯罪被害防止のための指導内容を提案している．

いか：知らない人にはついて行かない

の　：知らない人の車には乗らない

お　：大声をだす

す　：すぐに逃げる

し　：なにかあったらすぐ知らせる

これらのことが実践できるよう，寸劇などを取り入れて，実際に体を使って練習することが必要である.知らない人から声をかけられた時の対応の仕方や，実際に大声を出す練習，また，登下校中は名札などを伏せるなどして氏名が容易にわからないようにする，などといったことを指導内容に取り入れたい.

（3）学校と民間団体との協力

CAPセンター・JAPANなどの民間団体との協力も，子どもの犯罪被害防止のためには大切である．CAPプログラムは，いじめ，虐待，性暴力，誘拐といったあらゆる暴力から，子どもが自分を守るための教育プログラムである.

（4）ネット犯罪の被害防止

インターネットの利用に伴う犯罪被害は，金銭目的によるものが多い．子どもたちは親や教師が考える以上にネットを利用しているものである．架空請求や詐欺についてきちんと教えるとともに，出会い系サイトなどによる性犯罪についても指導する．犯罪の方法を掲げているようなwebサイトなど，何が危険なwebサイトなのか，不正アクセスとは何か，といった内容やコンピュータウイルスなどの説明も必要である.

また，掲示板の利用が犯罪被害の原因になることもあるし，子ども自身が加害者になることもある.そのため正しい掲示板の利用方法も指導すべきである.住所や氏名などの個人情報を書き込まない．きたない言葉で他人の誹謗中傷をしない．さらに，web上の掲示板に書かれている情報は，すべてが正しいわけではないということを指導する.

（5）情報モラル教育の必要性

現代の子どもたちにとってLINEやTwitter，InstagramといったSNSはコミュニケーションのツールとして欠かせないものとなっている．インターネットが介在する事件やSNSトラブル，ネットいじめなどの防止のために，ともすれば他人に迷惑をかけないとかリスクから身を守るためには何をしてはいけないかなどといった指導内容に偏りがちであるが，親しい人とのコミュニケーションの場としてSNSが子どもたちに支持されていることを踏まえた情報モラル教育も大切である.

引用文献

CAP センター・JAPAN < http://www.cap-j.net/ >

警視庁（2016）いかのおすしのうた．< https://www.keishicho.metro.tokyo.jp/about_mpd/joho/movie/seian/70.html >

内山伊知郎，東　正訓（2008）生涯にわたる交通安全−教育交通規範に対する態度と違反行動の発達的変化−．交通安全教育，4：6−13，p7．

参考文献

西野泰代，原田恵理子，若本純子編著（2018）情報モラル教育−知っておきたい子どものネットコミュニケーションとトラブル予防−．金子書房．

兵庫県警察「子どもが犯罪被害に遭わないために」< http://www.police.pref.hyogo.lg.jp/seikatu/kodomo/index.htm >

JAF（日本自動車連盟）< http://www.jaf.or.jp/ >

警察庁「子供を守る防犯活動」< https://www.npa.go.jp/bureau/safetylife/bouhan/kodomo/index.html >

日本交通安全教育普及協会< http://www.jatras.or.jp/ >

［新井　猛浩］

3．安全・消費関連機関および情報の利用

安全な生活を送るためには，危険を予知することや自ら危険な状況を作りださないことが大切である．そのためには何が安全で，何が危険であるかをよく知ることが大切である．

過去に起こった事故や犯罪からは多くの教訓が得られており，これらは広く国民に役立てられるような情報として，国民生活センターなどの関連機関から逐次発信されている．

また消費者トラブルはますます多様化し，複雑になってきている．複雑な消費者トラブルを未然に防ぎ，早期に適切な対応をするためには，消費者が主体的に情報を集め，合理的に判断・行動する能力を高める必要がある．

1）安全・消費関連の機関や情報等

（1）消費者庁

2009 年 9 月に発足した消費者庁は，消費者行政の司令塔として，消費生活の安全，安心にかかわる問題について広く所管し，消費者の視点からの監視を

通した安全な消費生活のための様々な取組が期待されている．

おもな取組としては，消費者からの電話相談と事業者からの重大製品事故情報の受け付けを行っている．消費者安全法では，企業規模・形態を問わず，消費生活製品の製造事業者・輸入業者に対して，消費生活製品にかかわる重大製品事故について報告義務を課している．こうした活動から得られる情報や安全対策については，逐次消費者庁 web サイトなどを通して広く社会に啓発される．消費者庁が設置されたことで，一元的な消費者相談窓口が設置されるとともに，事業者に対する消費者の権利保護がより強化され，加えて各省庁に勧告，措置要求を行う業務を担うなど消費者・生活者の視点に立つ行政への転換が図られることになった．

（2）警　察

警察庁および各都道府県警察では，防犯に役立つ情報を web サイトなどで積極的に発信している．子どもが巻き込まれる重大犯罪の現状や手口などを，子ども向けのコンテンツと親や教師向けのコンテンツの両方で閲覧できるようになっている．

また，子ども 110 番の案内や交通安全にかかわる内容がかなり詳しく紹介されているので，これらの情報を活用できるように指導したい．

（3）国民生活センターおよび消費生活センター

国民生活の安定および向上に寄与するため，総合的見地から，国民生活に関する情報の提供および調査研究を行うとともに，重要消費者紛争について法による解決のための手続きを実施することを目的として，国民生活センターが設置されている．

国民生活センターは，消費者からの苦情相談，各自治体に設置された消費生活センターとの連携，保健所，警察，病院などとの連携を通して，広く国民生活の安全に関する情報を収集・分析・提供している．

（4）安全に関連する法令

消費者安全法，消費生活製品安全法，食品安全基本法，家庭用品品質表示法，製造物責任法（PL 法）などの法令について，学校でも必要に応じて教えていくとよい．

2）安全にかかわるその他の指導内容

（1）家庭内事故の防止

家の中や庭先で起こる事故災害は，一般的に家庭内事故といわれている．事故の発生要因やメカニズムはその他の事故と変わらないが，とくに家庭での生活が中心となる乳幼児の事故災害は，子どもの発育発達の状態や親の養育態度などが大きく関係してくる．

将来に備えて，親になった場合の責任についても，学校で教えることが望ましい．国民生活センターのwebサイトなどを利用して，家庭内事故の現状と防止対策について学ぶことができる．

（2）食品安全に関するもの

健全な食生活を送るうえで，食品の安全性について正しい知識をもち，食品を適切に選び，取り扱うことはとても大切なことである．農林水産省消費・安全局では，安全で健やかな食生活を送るために役立つ情報をwebサイト上で公開している．トレーサビリティ，食中毒の予防，原材料名の確認などができるようにこれらの情報を活用させたい．

また，製造事業者においても，製品の表示は商品の品質の一部であり，それらを確認することによって消費者自らが安全な食品の選択をするように啓発している．

（3）自然災害から身を守る

自然災害から身を守るための注意報・警報は気象庁が発表する．地元の注意報・警報の発表区分や，発表基準を確認する．災害の発生に注意を要する時や重大な災害が発生する恐れがある時には，地元の気象台が発表する注意報，警報を，テレビ局やラジオ局により放送されて住民に伝えられる．また，「NHK防災アプリ」などを利用すれば，スマートフォンで必要な情報を自ら入手することができる．

災害発生時にはこれらの情報に注意するとともに，行政からの指示（避難勧告等）には速やかに従い行動するように指導する．なお，2019年3月に「避難勧告等に関するガイドライン」（内閣府）が改定され，住民は「自らの命は自らが守る」意識を持ち，自らの判断で避難行動をとるとの方針が示され，この方針に沿って自治体や気象庁等から発表される防災情報を用いて住民がとるべき行動を直感的に理解しやすくなるよう，5段階の警戒レベルを明記して防災情報が提供されることとなっている．

自然災害から身を守るための力を身につけるためには，災害図上実習（DIG）などのシミュレーションが有効である．静岡県地震防災センターのwebサイトが詳細な情報を提供している．

引用文献

気象庁「防災気象情報と警戒レベルとの対応について」< https://www.jma.go.jp/jma/kishou/know/bosai/alertlevel.html >

国民生活センター< http://www.kokusen.go.jp//index.html >

農林水産省webサイト「消費・安全」<http://www.maff.go.jp/j/syouan/index.html>

静岡県地震防災センター< http://www.pref.shizuoka.jp/bousai/e-quakes/ >

参考文献

消費者教育支援センター（2004）ハウス食品（株）訪問記．消費者教育研究　NICEニュースレター．103：6-7，2004．

神山久美，中村年春，細川幸一編著（2016）新しい消費者教育-これからの消費生活を考える-．慶應義塾大学出版会．

［新井　猛浩］

11章 分野別の教育内容の要点(4) 発育・老化に関する領域

1．性と健康

1）人間の性の捉え方と性教育

人間には文化があり，その規範の中で社会生活を営んでいる．そのため，人間の性はヒトという生物としての生理的な変容だけではなく，それに伴って生じる心理的な側面や社会的な側面を加えた総体としての性，つまり「セクシュアリティ（Sexuality）」として捉える必要がある．

さらに，一人ひとりのセクシュアリティは，胎児期のホルモン変化や遺伝的な要素，情緒に影響を及ぼすような出生後の体験，所属する社会の規範などによって複合的に形成されるため多様である．近年は，性的マイノリティー（少数派）への理解が進み，LGBT（L：レズビアン，G：ゲイ，B：バイセクシュアル，T：トランスジェンダー）やLGBTIQ（L，G，B，T，I：インターセックス，Q：クエスチョニング）への配慮が求められている．

それぞれの人が生きている社会や文化の中で，人間の性の「何について」「何のために」「誰が・誰に」「いつ頃から」「どういう場面で」「どのように」学ばせるかを考えることが重要であり，このような学びを教育の中で展開することを性教育という．

しかし，性教育の内容や考え方は国によってさまざまである．わが国では，宗教的な戒律や文化的な規範によって，国民全体の性に関する意識や行動が統一して形成されているわけではないため，個人の多様な価値観に向き合って，性の商品化，性情報の氾濫，若者における性感染症や人工妊娠中絶の増加，性犯罪の増加などの現代的課題に歯止めをかけていかなければならない．

2）児童生徒の性にかかわる実態

青少年の性行動について，財団法人日本性教育協会は1974年の第1回調査からほぼ6年ごとに調査を行い40年以上にわたる変化を捉えてきた．第6回全国調査（2005年実施）報告では，性的経験として精通・初経，性的関心，マスタベーション，デート，キス，性交を取り上げ，それぞれの経験率が5割を超える年齢の結果から，男子では，性交までの経験年齢の間隔が短くなっていて，デートやキス，性交といった性行動が早期化していること，女子では，デートとキスの間隔の短縮傾向がみられ，とくにキスや性交の経験の早期化がみられるなど，性的経験における「日常化」「早期化」「男女差の消滅」等の特色が指摘された（日本性教育協会，2007a）．

最新の第8回調査（2017年実施）の結果では，第7回調査（2011年実施）以降，デート，キス，性交といった性行動の経験率が横ばいまたは減少傾向にあることも指摘されている．とくに大学生男子や女子，高校生男子や女子にいずれの性行動も低下傾向があり，中学生男子や女子のデート経験率と性交経験率だけは微増している．

性行動の早期化の背景には，「携帯電話等による活動範囲や交友関係の広がり」「情報機器（テレビやパソコンなど）のパーソナル化による家族の統制の弱さ」「家族や学校の友人に対する不適応」などが指摘されている．つまり，交友関係が活発で，活動範囲も広い者において性行動が活発化する傾向がみられる一方で，家族や学校の友人関係に対する不適応（とくに女子）や，家族による統制の弱さ（とくに男子）が性行動の活発化に結びついているというのである．

これらの指摘は，望まれない妊娠や人工妊娠中絶，性感染症などの増加ともかかわる内容であることから，青少年の性行動の背景にある社会状況も勘案した性教育の実施が必要となる．

早期化の一方で，性行動の経験率が低下している背景には，性に関する意識や関心の変化，コミュニケーション方法の変化などがあり，このような青少年の性行動は成人した後の結婚観や家族観にも影響するものと考えられる．望まれない妊娠や人工妊娠中絶，性感染症などへの指導とともに，女性の社会進出，少子化による労働力不足や社会保障への影響など，社会における一人ひとりの生き方を考える性の学習も必要である．

3）学校における性教育の現状

性教育という言葉は学校現場を中心に1960年代から使われるようになり，1986年に文部省（当時）は「生徒指導における性に関する指導」を発行した．1999年には「学校における性教育の考え方・進め方」が発行され，各都道府県や市町村では独自に「性教育の手引き」を作成するなどの取組を行うようになった．

このような中，東京都の七生養護学校の事件（2003年に「行きすぎた性教育である」との批判を受け，性教育関連の教材・教具が没収されて大量の教員が処分された）以降，いわゆる性教育バッシングが行われ，慎重な取組へと転じる状況が生じた．

「学校における性教育の考え方・進め方」の「第1章－2．学校における性教育の進め方」の「（1）性教育の全体構想」に，「学校において性教育を効果的に進めるため，学習指導要領に示されている性に関する内容については，それぞれの教科，道徳，特別活動の目標を実現しつつ，学校としての性教育の目標やねらいに沿って発展的に取り扱われるようにする必要がある（文部省，1986）」と記されていることが，「指導要領を大幅に逸脱した過激な性教育を行う温床になっている」との指摘（産経新聞，2008年3月6日）もなされたが，この事件は，元校長によって「処分は不当である」との訴えがなされ，2010年2月に最高裁で処分の取り消しが確定した．

これらの動きを受けて，知的障がいを有する児童生徒への性教育や学習指導要領をふまえた性教育のあり方が考えられ，性教育実践事例集を新たに発行すること，新学習指導要領の総則では「発達段階を考慮する」と明記することなどが確認された．2008年3月告示の小学校および中学校学習指導要領総則「教育課程編成の一般方針」では「学校における体育・健康に関する指導は，児童生徒の発達の段階を考慮して，学校の教育活動全体を通じて適切に行うものとする」と記された．この趣旨は，2017年3月告示の学習指導要領においても引き継がれている．

4）性教育の基本的な考え方

文部科学省は，中央教育審議会初等中等教育分科会教育課程部会の審議経過報告（2006年2月13日）において，性教育に関する次のような提言を行っている.

> ○学校における性教育については，子どもは社会的責任を十分に取れない存在であり，また，性感染症等を防ぐという観点から，子どもの性行為については適切でないという基本的スタンスに立ち，人間関係の理解やコミュニケーション能力を前提として，心身の機能の発達などの科学的知識，理性により行動を制御する力，自分や他者の尊重の心をはぐくむことなどが重要である.
> ○性教育は，体育・保健体育をはじめとする各教科等の指導の関連を図りながら学校教育活動全体を通じて取り組む必要がある．また，発達の段階を踏まえた指導内容の体系化を図ることが必要である.
> ○また，教職員の共通理解を図るとともに，子どもの発達の段階を考慮すること，家庭・地域との連携を推進し保護者や地域の理解を得ること，集団指導の内容と個別指導の内容の区別を明確にすること等が重要である.
>
> （下線は著者付記）

これを受けて，学校における性に関する教育の内容は，「具体的には，心身の発育発達や性感染症の予防など健康管理に関する内容については体育・保健体育科「保健」で扱い，人間関係の育成に必要な内容や家族や社会の一員として必要な内容については，道徳や特別活動に位置付ける必要がある」（戸田，2007）との指摘がなされている.

5）性教育の内容

これまでも，学校における性教育は，児童生徒が必要とする内容と保護者や社会が学校に期待する内容等を児童生徒の発達段階に応じて選択し，学習指導要領に示された各教科，道徳，特別活動，総合的な学習の時間の内容と照合して構成されるべきことが指摘されてきた（日本性教育協会，2007b・2007c）が，指導計画の柱となるのは，体育科や保健体育科の「保健」であった．表 11−1 は，現行の学習指導要領等における性教育にかかわる「保健」の学習内容および関連教科や道徳などの学習内容を学年段階でまとめたものである.

性教育の実施において重要なことは，発達段階を踏まえた学習内容の系統性をもとに，集団指導と個別指導とを併用して個人のニーズに応じた指導を工夫

表11−1　性教育にかかわる「保健」の学習内容および関連教科などの学習内容

学　年	体育科の「保健」領域 保健体育科の「保健」分野 保健体育科の科目「保健」	関連教科 道徳 特別活動(学級活動・HR活動)
小学校 1・2年		○自分の成長(生活科) ○飼育や栽培を通した成長への気づきと生命の大切さ(生活科) ○きれいにしよう大切なからだ(学級活動) ○ちがいを知ろう(学級活動) ○おめでとう赤ちゃん(学級活動)
小学校 3・4年	<育ちゆく体とわたし> ○体つきの変化 ○体の中の変化 ○思春期の心の変化	○自他の生命尊重(道徳) ○男女仲良く協力する(道徳) ○差別や偏見を持たない(道徳)
小学校 5・6年	<心の健康> ○思春期の不安やなやみ <病気の予防> ○病原体がもとになって起こる病気(エイズなど)	○自分で自分を守ろう(学級活動) ○生物とその環境(理科) ○権利と義務(社会)
中学校	<心身の発達と心の健康> ○体の発育・発達 ○生命を生み出す体への成熟 ○異性とのかかわり ○自分らしさ ○欲求やストレスへの対処 <健康な生活と病気の予防> ○感染症の原因と予防 ○エイズの予防 ○性感染症の予防	○異性の正しい理解と相手の人格尊重(道徳) ○自分らしさ−女であること，男であること(学級活動) ○家族と家庭生活（家庭科) ○信じていいの？その情報（学級活動) ○差別や偏見のない社会の実現（道徳) ○現代社会と私たちの生活（社会科) ○あぶない！出会い系サイト(学級活動) ○自立って何だろう(学級活動)
高等学校	<現代社会と健康> ○健康にかかわる意志決定と行動選択 ○エイズを含む性感染症の予防 ○欲求と適応機制 ○ストレスへの対処法 ○自己実現 <生涯を通じる健康> ○思春期の心身の発達 ○思春期の性行動 ○結婚や家庭生活 ○妊娠・出産期の健康 ○家族計画と人工妊娠中絶	○人の一生と家族(家庭科) ○現代社会と人間としての在り方生き方(現代社会・倫理) ○望まない妊娠とそのリスク(HR活動)

することである．中でも教科として展開される「保健」の意義は大きいが，何よりも児童生徒一人ひとりの生活を捉え，将来を見据えた指導を細やかに行うことのできる教師の力が重要である．

なお，近年では，児童生徒への性犯罪や性的虐待，職場などでのセクシャルハラスメントが問題となっていることから，早期からの性教育によって子ども自身の知識と意識を高める必要がある．また，検定教科書の中で，自分の「体の性と心の性がちがう気がする」と感じることの悩みを誰かに相談するといった学習がなされるなど，多様な性のあり方についても考えるより深い性教育の展開が進みつつある．2017年告示の小・中学校学習指導要領，2018年告示の高等学校学習指導要領の内容を受けて，東京都教育委員会は2004年発行の「性教育の手引」を改訂し，性をめぐる現代的課題への対応の中で「性同一性障害に関する正しい理解」をあげていて注目される．

引用文献

文部科学省（2006）中央教育審議会初等中等教育分科会教育課程部会の審議経過報告．2006年2月13日，p30．< http://www.mext.go.jp/component/b_menu/shingi/toushin/__icsFiles/afieldfile/2014/04/02/1212706_001.pdf >

日本性教育協会編（2007a）「若者の性」白書－第6回 青少年の性行動全国調査報告－．小学館，pp15－18．

戸田芳雄（2007）性教育・エイズ教育．日本学校保健会編，学校保健の動向（平成19年度版）．日本学校保健会，p116．

参考文献

文部科学省（2018a）小学校学習指導要領（平成29年告示）．東洋館出版社．

文部科学省（2018b）中学校学習指導要領（平成29年告示）．東山書房．

文部科学省（2019）高等学校学習指導要領（平成30年告示）．東山書房．

文部科学省（2008a）小学校学習指導要領．2008年3月告示．

文部科学省（2008b）中学校学習指導要領．2008年3月告示．

文部省（1986）生徒指導における性に関する指導．文部省．

文部省（1999）学校における性教育の考え方・進め方．文部省．

日本性教育協会編（2007b）すぐ授業に使える性教育実践資料集 小学校版．小学館．

日本性教育協会編（2007c）すぐ授業に使える性教育実践資料集 中学校版．小学館．

［後藤ひとみ］

表11−2　発達区分

発達区分	解　説
乳児期	生まれてすぐから言葉が出る期間, または離乳がほぼ完了するまでで, 歩く, 話す, 食べるなどの基本的な行動ができる頃までを指す.
幼児期	小学校に就学するまでで, よちよち歩きの時期から生活上の自律(排泄, 歯磨き, 食事, 入浴)の獲得の頃までを指す.
児童期または学童期	小学生の時期で, おもに学習の習慣を身につけ, 基本的な社会生活に必要な知識を学ぶ.
思春期から青年期	性的成熟を受け入れ, それまでの発達を社会的な自立へと結びつける時期.
成人期	青年期以降の老年期または老年期までの間の期間で, 個人差が大きいが, 就職や結婚, 親になることなどの社会的な役割や課題が多い時期.
老年期	老人期ともいわれるが, 個人差が大きいにせよ, 老化の進行が否定できない時期.

2. 発育・老化と健康

1）発達段階説

人は一生（生まれてから死ぬまで, または受胎から死まで）の中で, 環境や文化, 親や対人との相互作用から, 社会的・精神的に学び, 成長し発達を続けていく. しかも, 人間の発達は, 発達段階をたどるようにして進み, その段階ごとに新しい特徴がみられる. 人間の自然な発達では, 誰も乳幼児期から青年期に飛び越えて発達するのではなく, また青年期から老年期に転換することもない. 発達段階を追って, ある期間その発達段階で充足して, 次の段階へと進んでいく. つまり, 発達は, 一段昇って, しばらくその段階を充実・安定させてから, 次の段階へと質的変化をしていくといえる.

この発達段階説には, ピアジェの発達段階説, フロイトの発達段階説, エリクソンの８段階説などがあるが, 時代や文化に違いがあるため, 厳密な年齢区分は難しく, 年齢区分には若干の幅がある. 一般的には, 総合的な観点にたった発達段階が用いられ, 青年期までは学校教育制度を基準にして発達段階が分けられる（表11−2）. つまり, 発達段階にはその年齢層の時期に応じてクリアしていく目安となるものがあり, それを発達課題と呼んでいる. たとえば, 歩けるようになった乳児は, １人で移動できる喜びと同時に, いつも親が抱っこやおんぶで移動させていた安心感を失い，1人で歩けるのに赤ちゃん返りのように母親に感情的に甘え，しがみついたりする現象が生じることがある．すなわち，1つの新しい動作の獲得は，1つのこれまでの絆のあり方を失い，逆に不安に陥らせる場合もある．したがって，発達区分の移行への変化は，大きな心理的な危機があることに注意しなければならない．また，発達には個人差があるため，①変化の出現時期はいつか，②場所や人による違いはあるか，③地域や文化の影響か，または家族環境の違いなのか，④一般にみられる普遍的な変化なのか（藺，2009），といった点に留意しながら発達過程を見守る必要がある．

2）老化現象

老化とは，加齢に伴い心身のさまざまな生理的機能が不可逆的に減退し，さまざまな老化疾患に罹りやすくなり，最終的には死に至る過程である．一生涯のどの時期からの変化を老化とみなすかについては，受精から死までの全生涯の変化を指す場合と，成長がピークに達した後の後退期の変化を指す場合があり，前者の変化は加齢，後者の変化は老化と呼ばれ，狭い意味での老化は成熟期以降の退行期を指すことが多い．老化現象として以下の4つの基準（藺，2009）があげられており，これらをすべて満たしたものが老化と定義されているが，これらの老化現象はすべての個体に一様に出現するわけではない．

①普遍性：生命あるものすべてに起こる現象であり，一部のものに起こる障害や疾病は含まない．

②固有性：出生，成長，死といった現象と同じく個体に内在するものであり，必然的に生じる現象である．

③進行性：突発的なものではなく，個体を構成する細胞や細胞間物質の変化が経年的に蓄積されて徐々に個体に現れてくる過程である．

④有害性：老化現象でもっとも特徴的なものとして機能低下がある．機能は直線的に低下し，死の確率は加齢とともに増える．

普遍性，固有性，進行性は，発育期や成熟期にあてはめることができるが，この有害性によって老化は明確に区別される．また，老化が進むと，個体は病気に罹りやすくなるが，老化と病気は元々の概念が異なる．つまり，病気は死につながることもあるが，治療したり予防したりすることも可能である．しかし，老化は治療ができず，必然的に死につながるものである．すなわち，老化は白髪，禿髪，シミ，シワ，老眼，白内障といった，生活環境や生活様式が良好に維持され，かつ疾病や事故が起きなくても進むもの（生理的老化）と，骨粗鬆症，動脈硬化，認知症といった老年期に多い疾病によって進むもの（病的老化）に分類されている．

さらに，自らの心身の変化に対して，老いの兆候を自覚できるようになる契機は，生理的兆候からの自覚（体力低下，疲れやすさなどの身体機能の衰え，疾病の多発など），認知的変化からの自覚（記憶の衰え，集中力の低下など），社会的変化（孫の誕生，定年退職，還暦など）からの自覚など，さまざまな局面から老いの自覚に至ると考えられる．とくに，自らを高齢者として自覚する年齢は，時代によっても，また，文化によっても異なる．今日では，人口の高齢化に伴って，平均寿命の延伸，健康寿命の延伸ならびに年金・医療・福祉制度などの社会保障制度の改革に伴い，退職年齢の延長，アクティブ・エイジングと称される自立度の高い高齢期の生き方などを求める政策によって，社会が求める老いの捉え方も大きく変容しつつある．

3）更年期

高齢期への移行過程には，更年期という心身の大きな変化期を経験する．更年期とは，「女性の加齢の過程において生殖期より非生殖期への移行期をいう」と定義されている．一般的には，卵巣の排卵機能や内分泌機能が低下し始める頃から，排卵機能の停止する閉経までの期間（40～56歳頃）を指す．更年期は誰にでも訪れるが，更年期障害は更年期に現れる，自律神経失調症を中心としたさまざまな症状の集まり（症候群）を指している．

更年期障害としては，卵巣機能の低下を主たる原因として，月経不順，月経周期の短縮または延長，月経量の不定が起こる．また急性症状として，熱感，顔面紅潮，発汗，手足の冷えなどの血管運動神経症状の発現がみられる．その他の身体症状としては，動悸，息切れ，不眠，肩こりなどが起こり，精神症状としては，イライラ，憂うつなどが自覚される．

しかし，これらの症状には日常生活に支障をきたすほど症状が強い人と，症状が軽い人，まったく症状を感じない人とさまざまである．この症状の出現の違いは，性ホルモンの減少という肉体的変化だけでなく，身体的要因，心理的要因，環境的要因などが大きく関与しているため生じると考えられている．したがって，症状の種類，程度，期間などは個人差が大きく，更年期を女性の人生の節目として，人生を見直すことや，夫婦関係，家族関係などの心理的要因も症状の発現に影響する（谷口，2008）．

一方，男性では，加齢に伴う男性ホルモンの減少はあるものの，女性に相当するような劇的な変動はみられない．しかしながら，男性更年期の不定愁訴の調査では，40歳後半～50歳代で抑うつや不眠などの精神・神経症状を訴える人が多く，症状の強い人ほど性機能の低下傾向が著しいことが明らかにされている（宮崎，2001）．したがって，更年期をスムースに乗り越えるためには，運動，栄養，そして休養のバランスのとれた生活習慣と，自分に合った生きる目標（自己実現）を何か1つもつことが重要である．

4）サクセスフル・エイジング

年をとっても心身機能を保持できている（心身機能の低下が少ない）高齢者が存在することに着目して，サクセスフル・エイジングという概念が提唱されている．これは，①疾病や障害の原因となる危険因子が少ない状態，②認知および身体機能を良好に保持している状態，③人生に対して積極的に関与している状態，という3つの要素から構成されているといわれている．

サクセスフル・エイジングを促進する可能性が示されている要因は，第1に，疾患との関連でいえば，脳血管疾患や骨関節疾患（関節炎，骨粗鬆症，骨折など）のないことである．さらに，これら疾患の原因・危険因子となる高血圧，糖尿病，脂質異常症（高脂血症）などのないこと，運動機能低下，視力低下，聴力低下，栄養不良，うつ，記憶力低下などの老年症候群のないことも重要な要因とされている．

第2に，生活習慣では，非喫煙，適正体重，運動習慣といった要因がサクセスフル・エイジングを促進する．身体運動は，高血圧・糖尿病，肥満などの予防，呼吸・循環機能・運動能力・骨密度などの維持，情緒の改善に有効であることが実証されており，高齢者における運動習慣の重要性はいくら強調しても足りないほどである．

第3に，心理社会的要因では，良好な自己イメージをもつこと，社会的サポートや交友関係が豊富であることがサクセスフル・エイジングの促進因子である．自己イメージでは，良好な主観的健康度や自己効力感，老いに対する肯定的なイメージを有している者で心身機能の低下が少ないことが知られている．

すなわち，サクセスフル・エイジングを促進するには，生活習慣病対策に加えて，高齢者における心身両面の活動レベルの維持・増加，さらには高齢者自身の社会参加・生きがいづくりを支援する取り組みが必要であり，この観点に立った高齢者対策の確立が強く望まれている．

引用文献

蘭香代子（2009）人間の発達段階と発達課題，老化とは．介護福祉士養成講座編集委員会編，新・介護福祉士養成講座 11－発達と老化の理解－．中央法規出版，pp8－13，p9，pp22－23．

宮崎文子（2001）あなたとわたしの更年期．大分看護科学研究，2：47－49．

谷口幸一（2008）加齢と老化．日本スポーツ心理学会編，スポーツ心理学事典．大修館書店，pp64－65．

参考文献

辻　一郎（2004）加齢の疫学とアンチエイジング．日本抗加齢医学専門医・指導士認定委員会編，アンチエイジング医学の基礎と臨床．メジカルビュー社，pp14－15．

［柿山　哲治］

12章 HQCの手法による生活習慣の改善

1．HQCとは

「Quality Control（QC）」とは，もともと製品の質を向上させる品質管理の手法の1つである．言い換えれば，企業が消費者に提供するものやサービスに，不快，不便，不足，不満，不合理，不備，不潔，不安，不要，不都合などが生じた場合，その「不」をなくす活動とも言い換えられる．つまり，多くの企業がQCを用いてものをつくり，サービスの提供をしている．そこで，個人，集団，学校などの保健の品質の保証と改善に関する活動こそが「Health Quality Control」であり，その頭文字をとった呼び名が「HQC」である．

児童・生徒が学校生活を充実させるためには，基本的生活習慣の確立と日々の心身の快適さが必要である．そのためには，睡眠不足，食習慣の乱れ，運動不足といった日常生活で起こる生活習慣の様々な問題を改善するとともに，心身の快適さを損なわないようにすることが大切である．この様々な問題解決を考える時に役立つ公式が，「問題＝目標とする状態－現在の状況」である．つまり，①現在の状況を把握し，②目標とする状態を意識できた時点で，「問題が認識できた」と言うことができる．その後は①と②の差を埋める活動をすれば良いのである．言い換えれば，この差を埋める活動こそがHQCの手法である．

2．HQCの技法

HQCは問題意識とやる気があれば，誰でもすぐに取り組める．したがって，一人で取り組める問題は自分で試してみることもできるし，それなりの効果を得ることができる．しかし，一人で対応できる問題には限りがあり，学校内で発生している問題の多くは，一人では解決できないものが多い．HQCを行う上で，知っておいて欲しい基本的な技法がいくつかある．チームつくり，問題発見，問題の整理と特性要因分析，対策の立案と計画，チェックリスト，改善活動，成果の判定と評価，それらを支える基本的なグラフつくりや集計技術などである．

1）チームつくり

HQCではチームをつくることが活動の鍵になる．学校であれば校長や教頭，保健主任，保健体育教師などを協力者とし，児童・生徒はもちろん，保護者や地域住民など，同じ問題を持つ人，共感してもらえる人がいたらチームに加えた方が，HQC活動が発展していく．

2）問題発見

身の回りからでも，学校全体および学校保健活動における不合理，不都合，不便，不愉快，不潔，不自然，不安，様々な「不」のつく問題を書き出す．先生の前では児童・生徒は口を閉ざすこともあるため，無記名でカードに何枚でも書き出させる．ただし，問題発見は，調査や測定結果による場合もあるため，学校環境衛生基準に満たない項目，健康診断の結果から見つかる問題，日ごろの保健室の記録，健康観察や健康調査活動から問題を発見することは多いはずである．いずれの問題発見にしても，チームで，何をターゲットにするかを決めることが大切である．

3）問題の整理と特性要因分析

解決すべき問題の決定法は，取り組むべき最重要課題であってもよいし，次点の問題でも，取り組みやすい問題をターゲットにしても構わない．

ターゲットにする問題が決定したら，問題の原因を追究するための「特性要因図」を作成する．特性要因図は魚の骨に似ているため「フィッシュボーン図」とも呼ぶ．骨の頭に「問題」「困ったこと」「不のつくコトバ」や「改善したいターゲット」など，タイトルを記入する．

次に，チーム全員で，「問題」をターゲットにして，その「原因」になっている項目を検討する．検討時には，ある問題に対してアイデアや思いつきを自由

表12−1　ブレインストーミングの4原則

1. 批判厳禁：人の発言を批判しない
2. 質より量：意見・発見の量は多いほうが良い
3. 自由奔放：思いついたことは何でも話す
4. 便乗歓迎：人の話から連想したこともどんどん話す

奔放に出し合う集団思考法の一種であるブレインストーミングを用いることで，他人の意見やアイデアから連想が起こり，一人で頭の中で考えるよりも豊かな発想で思考することが可能となり，仲間とともに楽しく考えることができるようになることが期待される．実施にあたっては，チーム全員が4つの原則（表12−1）を守ることが大切である．また，問題の原因を検討する時に，討論方式でなく，カード記入方式を用いる．カード方式だと，校長先生の1票も生徒の1票も対等に扱うことができる．

「原因」「原因の原因」とされた項目を特性要因図上で整理するためには，図の真ん中に太い背骨を，その上下に大骨を描き，主要な「原因」を描き込む．次いで，「原因の原因」を中骨に，さらに，「原因の原因の原因」があれば小骨を描く（図12−1）．このように，魚の骨が細かくなっていくが，唯一の正解は存在しない．また，特性要因図をつくるに当たって，原因を書き出したカードを似た者同士でグループ化することも必要である．何枚かごとに分類したグループをつくって項目間の上下関係や相互関係を考える必要がある．

4）対策の立案と計画

特性要因図にはたくさんの原因が描き込まれるが，うまく描けなくてもあまり気にする必要はない．図を上手につくることがHQCの目的ではないため，最初は，大体の原因がいくつか挙げられれば次の段階に進む．次に取り組む原因の対策は，原因グループごと，原因毎に対策を考え，どうしていいかわからない原因については後回し（場合によっては無視）にしてもよい．「取り組みやすさ」「費用」「手続きの複雑さ」「人材」「場所や環境条件」「取り組みのタイミング」「取り組む技術の有無」など，いろいろな条件をそれぞれについて実現可能かどうかを考えることが必要である．まずは，今日からすぐにでもできる「取り組みやすさ」からターゲットを選び，特性要因図の原因に○を付けて

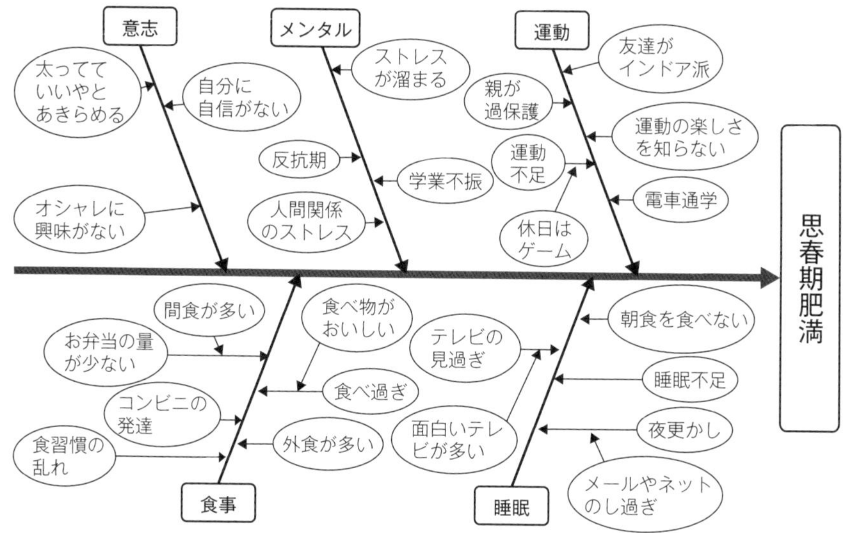

図12−1　思春期肥満の特性要因図

表12−2　思春期肥満予防のチェックシート

月/日	/	/	/	/	/	/	/
今週の目標	月	火	水	木	金	土	日
家族の誰かと一緒に食事をする							
三食しっかり食べる							
夕食後の間食をしない							
テレビの視聴は23時までにする							
スマホの使用は23時までにする							
運動やお手伝いで身体を動かす							

目標が達成できた日は○，できなかった日は×を記入する．

行くことが大切である．また，特性要因図で同じグループ同士の項目などは相関があるため，1つの原因が改善されると他の原因も改善する場合もある．

5）チェックシート（表12−2参照）

チェックシート作成時に注意することが3つある．1つ目はチェック項目の表現をより具体的な内容で示すことである．もちろん，特性要因図をつくる時に出された原因が具体的であれば，そのまま使用して構わないが，たとえば，肥満を問題とした原因として，「間食をしない」「テレビを見ない」「おかしを食べない」という項目は，チェックを始めると意外と漠然とした表現であることに気づき，逆に大きなプレッシャーとなっていく場合がある．したがって，「間食」の中でも肥満をつくりやすい「夕食後の間食」にまとを絞ってチェックさせる，「テレビを見ない」も睡眠不足に直結しそうな深夜番組の視聴に限定し，「テレビの視聴は23時まで…」と時間を区切った方が回答しやすく，改善目標も立てやすい．

2つ目は，チェック項目の表現を肯定的内容で示すことである．「外食をしない」「欠食をしない」「間食をしない」「テレビを見ない」など，改善して欲しい生活習慣ほど否定的な表現になりがちである．何でもナイナイと制限されると子どもたちもやる気が失せて，親が良かれと思うことでも反抗的な態度に火をつけてしまいかねない．したがって，「孤食をしない」「外食をしない」よりも「加速の誰かと一緒に食事をする」，「23時以降にネットやゲームをしない」よりも「ネットやゲームの使用は23時までにする」のほうが，子どもたちの心情を逆なでせずにチェックできる．

3つ目は，チェックシートの見える化である．記録を続けるコツは，チェックシートを記録しやすい場所に貼り，常にその記録をながめるように心がけ，意識し続けることである．

6）改善活動

チェックシートができたら，次の段階は実際の改善活動のスタートである．特性要因図からつくったチェックシートに毎日記録することは，何の面白味もない単純作業であるが，欲張らずに少しずつ，根気強く継続して行くことが成功の秘訣となる．もちろん，しっかりチェック活動をするように指導することは必要であるが，一つ一つの内容まで，ここが悪いとか，ここは良くできたなどといったチェックは必要ない．多くの場合，子どもたちは少しでも多くの項目に○がつけられるように，自然と行動の改善がみられ，これを自己フィードバック効果と呼ぶ．また，チームで取り組む問題なら，チームとして次に取り組むスケジュールをしっかり確認しておく必要がある．

活動期間の目安は，短い場合で3週間ぐらいから，長い場合でも3カ月程度の実践を行えば，自然と行動は改善して来るものと思われる．生活習慣の改善は，学校環境や安全行動等に比べて効果出現までにかかる時間は長いと思われる．それぞれの行動が習慣と呼べるようになるには，ある程度の時間がかかるのはやむを得ない．しかし，一度，問題行動に気づけば，いつでも自己フィードバックにより行動の改善をすることができる可能性は高まると思われる．

7）成果の判定と評価

記録やチェックシートは定期的に整理し，評価する必要がある．生活習慣の改善などは毎日，学校安全や環境衛生など，問題によっては定期的なチェックのタイミングが異なる．目標に対してどれくらい改善できているかを，客観的に評価するのであるが，具体的な目標があると評価しやすく，目標が抽象的だと評価も曖昧にならざるを得ない．もし，一定期間である問題が改善できていれば，次の目標に向かって計画を立て，改善できていなければ，その原因を再び最初に戻って検討し，対策を練り直して改善活動を修正しなければならない．

また，体重の変化などは折れ線グラフで示すと，その変動が一目瞭然となり，軌道修正や継続するためのモチベーション強化に役立つ．データをグラフ化するなどして，常に「見える化」することが改善のポイントとなる．

参考文献

大澤清二（2012a）HQCによる学校保健の改善と推進（その1）－HQCで学校を変えよう－．健康教室，930：42－47．

大澤清二（2012b）HQCによる学校保健の改善と推進（その2）－HQC技法とはどんな方法か－．健康教室，931：44－49．

柿山哲治（2012）HQCによる肥満の改善と指導．健康教室，933：42－47．

［柿山　哲治］

付表−1　小学校の授業時数

区分		第1学年	第2学年	第3学年	第4学年	第5学年	第6学年
各教科の授業時数	国語	306	315	245	245	175	175
	社会			70	90	100	105
	数学	136	175	175	175	175	175
	理科			90	105	105	105
	生活	102	105				
	音楽	68	70	60	60	50	50
	図画工作	68	70	60	60	50	50
	家庭					60	55
	体育	102	105	105	105	90	90
	外国語					70	70
特別の教科である道徳の授業時数		34	35	35	35	35	35
外国語活動の授業時数				35	35		
総合的な学習の時間の授業時数				70	70	70	70
特別活動の授業時数		34	35	35	35	35	35
総授業時数		850	910	980	1,015	1,015	1,015

備　考
①この表の授業時数の一単位時間は，45分とする．
②特別活動の授業時数は，小学校学習指導要領で定める学級活動（学校給食に係るものを除く）に充てるものとする．
（文部科学省（2018）小学校学習指導要領（平成29年告示）解説　体育編，東山書房）

付表−2 中学校の授業時数

区 分		第1学年	第2学年	第3学年
各教科の授業時数	国語	140	140	105
	社会	105	105	140
	数学	140	105	140
	理科	105	140	140
	音楽	45	35	35
	美術	45	35	35
	保健体育	105	105	105
	技術・家庭	70	70	35
	外国語	140	140	140
特別の教科である道徳の授業時数		35	35	35
総合的な学習の時間の授業時数		50	70	70
特別活動の授業時数		35	35	35
総授業時数		1,015	1,015	1,015

備 考

①この表の授業時数の一単位時間は，50分とする．

②特別活動の授業時数は，中学校学習指導要領で定める学級活動（学校給食に係るものを除く．）に充てるものとする．

（文部科学省（2018）中学校学習指導要領（平成29年告示）解説 保健体育編．東山書房）

付表−3　高等学校の標準単位数

教科等	科　目	標準単位数	教科等	科　目	標準単位数
国語	現代の国語	2	保健体育	体育	7～8
	言語文化	2		保健	2
	論理国語	4	芸術	音楽Ⅰ	2
	文学国語	4		音楽Ⅱ	2
	国語表現	4		音楽Ⅲ	2
	古典探究	4		美術Ⅰ	2
地理歴史	地理総合	2		美術Ⅱ	2
	地理探究	3		美術Ⅲ	2
	歴史総合	2		工芸Ⅰ	2
	日本史探究	3		工芸Ⅱ	2
	世界史探究	3		工芸Ⅲ	2
公民	公共	2		書道Ⅰ	2
	倫理	2		書道Ⅱ	2
	政治・経済	2		書道Ⅲ	2
数学	数学Ⅰ	3	外国語	英語コミュニケーションⅠ	3
	数学Ⅱ	4		英語コミュニケーションⅡ	4
	数学Ⅲ	3		英語コミュニケーションⅢ	4
	数学A	2		論理・表現Ⅰ	2
	数学B	2		論理・表現Ⅱ	2
	数学C	2		論理・表現Ⅲ	2
理科	科学と人間生活	2	家庭	家庭基礎	2
	物理基礎	2		家庭総合	4
	物理	4	情報	情報Ⅰ	2
	化学基礎	2		情報Ⅱ	2
	化学	4	理数	理数探究基礎	1
	生物基礎	2		理数探究	2～5
	生物	4	総合的な探求の時間		3～6
	地学基礎	2			
	地学	4			

（文部科学省（2019）高等学校学習指導要領（平成30年告示）解説　保健体育編・体育編. 東山書房）

和文索引

［あ］

［か］

欧文索引

[編著者略歴]
家田　重晴（いえだ　しげはる）

1952年　愛知県生まれ
1977年　東京大学教育学部体育学健康教育学科卒業
1979年　米国南イリノイ大学大学院修士課程修了（科学修士（行動変容））
1981年　東京大学大学院教育学研究科修士課程修了（教育学修士）
1984年　同博士課程単位取得退学
1984年　中京大学体育学部専任講師
1993年　中京大学体育学部教授
1995年　中京大学大学院体育学研究科教授兼任
2011年　中京大学スポーツ科学部教授

主　著　「学校保健の計画と評価」（分担執筆），大修館書店，1983
「学校保健マニュアル 第4版〜改訂7版」（分担執筆），南山堂，1999〜2008
「新しい体育の授業づくり　初版，改訂版」（共編著），大日本図書，2012，2020

社会的活動　日本学校保健学会「タバコのない学校」推進プロジェクト代表　2002年〜
子どもをタバコから守る会・愛知世話人　2004年〜

1993年 4 月 6 日　第1版第1刷発行
1999年 4 月 1 日　第5刷発行
2000年 4 月20日　第2版第1刷発行
2007年 3 月20日　第5刷発行
2010年 3 月10日　第3版第1刷発行
2018年 9 月10日　第4刷発行
2020年 4 月10日　第4版第1刷発行

保健科教育 改訂第4版
定価（本体2,200円+税）　　検印省略

編著者　家田 重晴
発行者　太田 康平
発行所　株式会社　杏林書院
〒113-0034　東京都文京区湯島4-2-1
Tel　03-3811-4887（代）
Fax　03-3811-9148
http://www.kyorin-shoin.co.jp

ISBN 978-4-7644-0540-0　C3047　　三報社印刷／川島製本所
Printed in Japan
乱丁・落丁の場合はお取り替えいたします.